BIBLIOTHÈQUE D'HYGIÈNE THÉRAPEUTIQUE

Dirigée par le Professeur PROUST

Hygiène des Albuminuriques

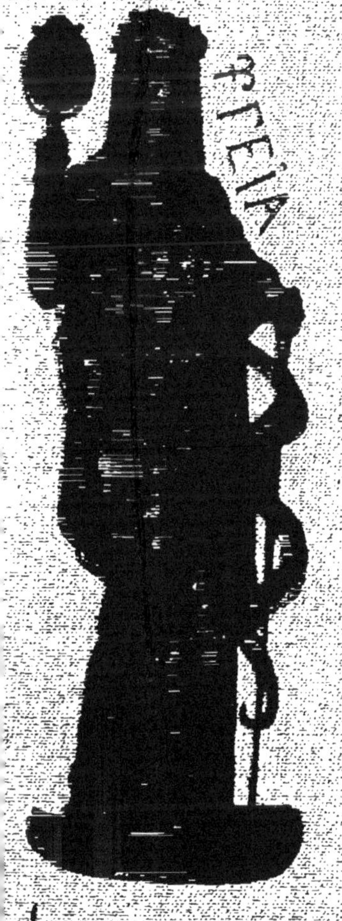

Maurice Springer

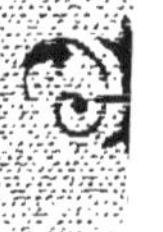

PARIS

MASSON & Cie

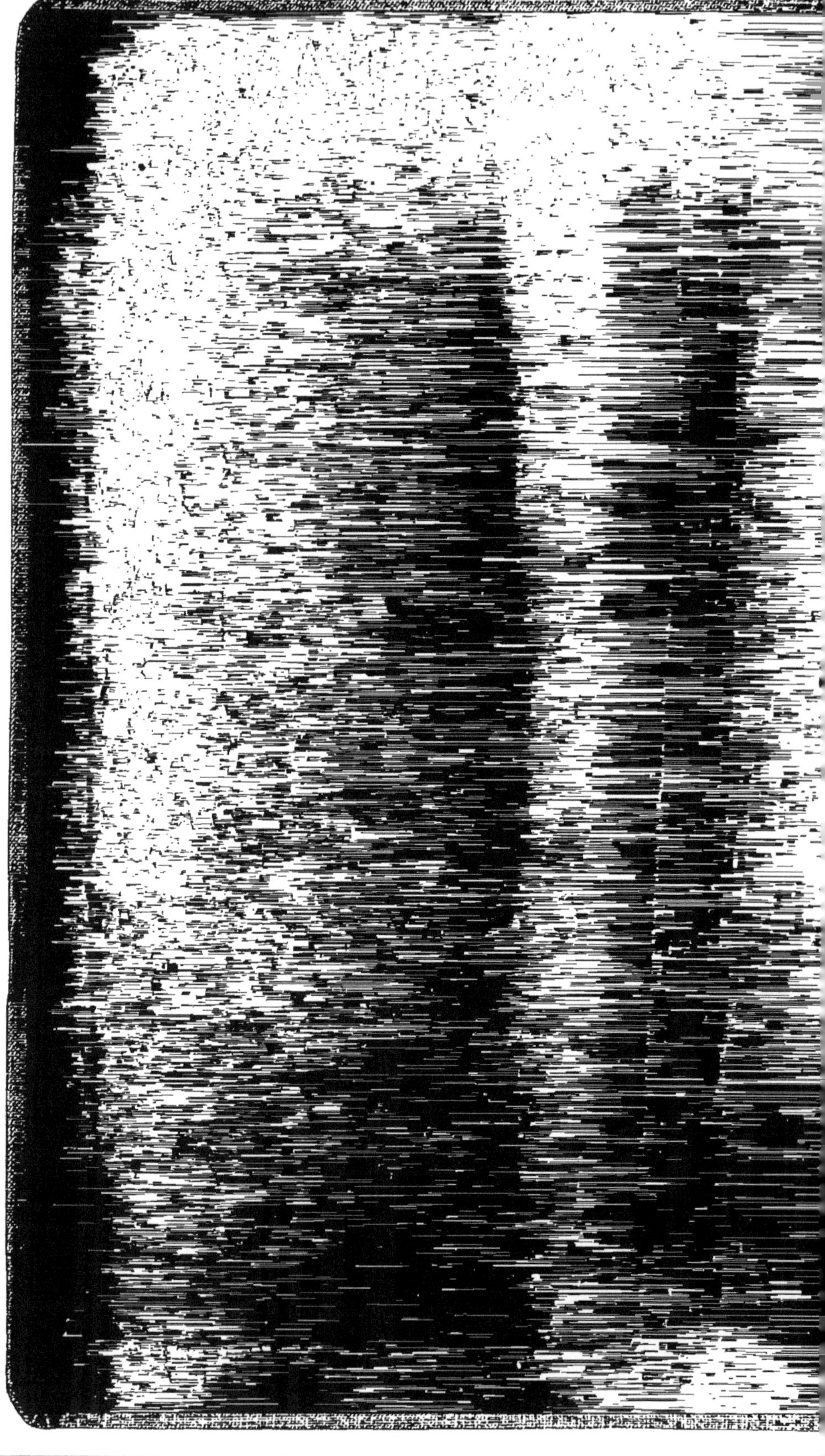

L'HYGIÈNE

DES

ALBUMINURIQUES

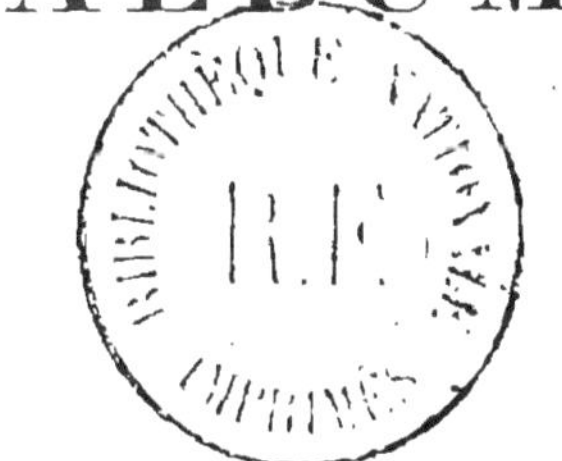

VOLUMES PUBLIÉS OU EN PRÉPARATION :

Hygiène du goutteux (Prof. A. PROUST et Dr A. MATHIEU).
Hygiène des asthmatiques (Dr BRISSAUD).
Hygiène de l'obèse (Prof. A. PROUST et Dr A. MATHIEU).
Hygiène du syphilitique (Dr BOURGES).
Hygiène et thérapeutique thermales (Dr DELFAU).
Les cures thermales (Dr DELFAU).
Hygiène du neurasthénique (Prof. PROUST et Dr BALLET).
Hygiène des albuminuriques (Dr SPRINGER).
Hygiène du tuberculeux (Drs DAREMBERG et CHUQUET).
Hygiène de la bouche (Dr CURET).
Hygiène des Maladies du cœur (Dr VAQUEZ.)
Hygiène des dyspeptiques (Dr LINOSSIER).
Hygiène thérapeutique des maladies de la peau (Dr BROCQ).

Coulommiers. — Imp. PAUL BRODARD. — 247-98.

BIBLIOTHÈQUE D'HYGIÈNE THÉRAPEUTIQUE

Dirigée par le professeur PROUST

L'HYGIÈNE

DES

ALBUMINURIQUES

PAR

LE Dr MAURICE SPRINGER

Ancien interne des hôpitaux de Paris
Chef de laboratoire de la Faculté de Médecine à la Clinique médicale
de l'hôpital de la Charité

PARIS

MASSON ET Cie, ÉDITEURS

LIBRAIRES DE L'ACADÉMIE DE MÉDECINE

120, BOULEVARD SAINT-GERMAIN

1898

PRÉFACE

—

« La ridicule charlatanerie de deviner les maladies et le tempérament par les urines est la honte de la médecine et de la raison. » Ainsi s'exprimait Voltaire dans une lettre à Florian datée de 1774.

Il est certain que Voltaire n'était pas homme à hasarder un semblable jugement au sujet d'une science pour laquelle il n'avait pas de compétence et que cette manière de qualifier ce que l'on appelait alors l'uromanie n'est que le reflet de l'opinion des maîtres de la médecine de cette époque. En 1822, Double, dans son remarquable traité de séméiologie, tient encore le même langage.

« Il n'est pas moins absurde, dit-il, de vouloir

prédire la destinée d'un empire, ou le sort d'un individu par le vol des oiseaux, par le mouvement des victimes avant le sacrifice, et par l'état de leurs entrailles après la sanglante cérémonie, que de prétendre reconnaître toutes les maladies, juger leur danger et lire leur traitement dans un verre d'urine. » Tous les ouvrages scientifiques de cette période qui précède la grande découverte de Bright, s'exprime avec la violence que l'on apportait alors aux discussions médicales, contre les uromanes qui prétendaient traiter les malades par l'inspection de leurs urines. « Tous les médecins doivent être uroscopes; il n'y a que les charlatans qui soient uromanes. »

Lorsqu'en 1836 *Richard Bright démontra que l'œdème peut avoir son origine dans des lésions du rein, et que cette relation se traduit par l'albuminurie, cette question entra dans une phase réellement méthodique. En quelques années les recherches de Christianson, de Martin Solon, Rayer, Virchow, Frerichs, Reinhardt, établirent sur des bases anatomiques indiscutables, cette maladie caractérisée par des lésions rénales et l'albuminurie, et qu'on appelle mal de Bright. Cette dénomination est excellente d'abord parce qu'elle est un hommage rendu à l'auteur d'une grande découverte, et parce qu'elle ne préjuge en rien de la nature, des causes, et des lésions de la maladie. Elle laisse la porte ouverte à la discussion sur l'unité de la maladie, ou sur la pluralité de ses formes, sur leur transformation et leur association, si bien qu'aujourd'hui cette appellation, vague et indéfinie, se prête merveilleusement aux recherches modernes contradictoires. C'est qu'en effet, après quelques fluctuations pendant lesquelles on croyait le problème résolu, l'étude de l'albuminurie se présente à nous sous une forme tellement indécise, que de nombreux auteurs affirment que certains albuminuriques ne sont pas des malades et que l'albuminurie est un phénomène physiologique.*

Les récents rapports de MM. Talamon, Arnozan, Teissier au congrès de Nancy exposent avec netteté, l'état actuel de la question.

On conçoit l'embarras que j'éprouve en entreprenant d'écrire cet ouvrage, dans lequel, sans entrer dans la discussion approfondie des faits, je dois formuler des conseils sur l'art de traiter les albuminuriques.

C'est qu'en effet le cadre infini de l'albuminurie englobe non seulement les maladies aiguës, les maladies chroniques et les intoxications, mais encore toute une catégorie de personnes, chez lesquelles les cliniciens les mieux doués ne peuvent déceler aucun symptôme morbide.

On se trouve donc arrêté dès le début par une question de doctrine. Mais comme l'hygiène thérapeutique en dépend, je n'hésite pas à formuler ma profession de foi :

Tout individu qui présente de l'albuminurie à un degré quelconque est un malade. *C'est dire qu'il est atteint d'une lésion dans son organisme. Cette lésion est humorale ou cellulaire; en général elle est à la fois chimique et organique et avec MM. Lécorché, Talamon et Arnozan, nous considérons l'albuminurie comme l'expression d'une lésion qui peut être* passagère, *transitoire et* superficielle, *mais qui n'en est pas moins réelle.*

Le fait seul qu'elle apparaît sans trouble appréciable de la santé est l'indice d'une pré-

disposition individuelle, c'est-à-dire d'une modalité histo-chimique héréditaire anormale.

L'albuminurie est un symptôme extrêmement fréquent, il est même plus répandu qu'on ne le pense, puisque dans un grand nombre de cas ce sont des circonstances fortuites qui la font découvrir, comme à l'occasion du service militaire, ou d'un contrat d'assurance sur la vie. Les médecins qui examinent systématiquement l'urine de tous les malades qui leur demandent des conseils, rencontrent fréquemment de l'albumine chez des personnes ne présentant aucun des symptômes indicateurs de l'albuminurie. Ainsi s'est constituée la notion de l'albuminurie physiologique. Chez un grand nombre de ces individus elle disparaît, chez d'autres elle persiste indéfiniment, dans quelques cas elle est intermittente et ne revient que sous certaines influences, comme le travail musculaire, la digestion, les bains froids, les fatigues intellectuelles, les secousses morales, la menstruation. Or, si dans les albuminuries nettement pathologiques on recherche les causes qui aggravent le mal, on retrouve exactement les mêmes causes; c'est après le travail musculaire, surtout dans la position verticale, après les repas, par le refroidissement, par le surmenage intellectuel et surtout passionnel que l'albuminurie augmente.

Il est permis de se demander en présence de ces analogies s'il ne s'agit pas de néphrites latentes, à l'état potentiel, dont les lésions sont trop peu accentuées pour provoquer, dans les conditions habituelles, la présence de l'albumine, qui n'apparaît qu'à l'occasion d'un travail supplémentaire, comme celui qui résulte d'une stimulation dans la circulation.

Sans rien préjuger de la pathogénie, ces prémices sont indispensables pour indiquer comment je compte me diriger dans ce dédale de l'albuminurie. C'est qu'en effet dès que la présence de l'albuminurie est constatée, la personne qui se sait ainsi atteinte d'un mal dont la réputation est mauvaise est prise d'un malaise plus ou moins angoissant, suivant sa force de caractère et sa grandeur d'âme.

Le médecin doit profiter de ce désarroi momentané dans l'équilibre mental du sujet chez qui il vient de faire cette découverte pour lui persuader que son affection n'est pas dangereuse, mais que le régime et l'hygiène thérapeutique sont indispensables pour lui permettre de vivre en éludant les accidents graves qui peuvent apparaître. Après une période d'inquiétude qui en général n'est pas de longue durée, l'albuminurique se ressaisit et dans cette réaction il jette par-dessus bord la médication lactée qui lui déplaît, et souvent par surplus le médecin qui l'affaiblit. Il va en consulter un ou plusieurs autres, qui lui donnent naturellement des conseils contradictoires et alors il départage les voix, choisissant le régime qui lui sourit le mieux. S'il s'agit d'un mal de Bright, cette absence de direction et l'incohérence dans le traitement lui font rapidement franchir les premières étapes de son mal jusqu'au jour où un symptôme inquiétant, œdème, dyspnée, troubles de la vue, céphalée, vomissements, etc., lui donnent à réfléchir. Dès lors il devient sérieux; il est déjà bien tard, car le mal est souvent solidement établi.

J'ai souvent entendu répéter à mon maître M. Potain qu'il était bien fâcheux pour les malades que l'albuminurie brightique soit une maladie silencieuse et non douloureuse. La douleur est souvent une manifestation salutaire, elle sonne la cloche d'alarme, et on peut porter remède. Mais quand une maladie comme certaines albuminuries s'installe sournoisement, hypocritement, altérant peu à peu un organe sans faire éprouver aucune souffrance, le danger est grand, car, même dépisté à temps fortuitement, le malade n'y croit pas, et il ne se fait pas faute de vous lancer cet argument qui lui paraît d'une logique indiscutable : « J'étais bien portant, et depuis que vous me soignez je suis malade. » Et de fait l'application du régime lacté, qui est la base du traitement et qui est la pierre de touche du diagnostic et du pronostic, détermine fréquemment au début de désobligeants effets. C'est qu'en effet, avant d'établir les règles de l'hygiène thérapeutique qu'il convient d'appliquer à chaque malade, il faut rechercher la valeur séméiologique de l'albuminurie, afin de poser un diagnostic précis.

Quand on rencontre de l'œdème, du bruit de galop cardiaque et les signes de néphrite, la difficulté n'est vas grande. Mais lorsque ces symp-

tômes font défaut, ce qui est très fréquent, les investigations sont alors malaisées. Même lorsqu'on ne trouve aucun de ces symptômes, il ne faut pas rejeter trop rapidement l'idée d'une néphrite, car l'on doit toujours conserver l'arrière-pensée de l'existence d'une lésion rénale.

Sans doute l'albuminurie peut disparaître, et l'on pense que le malade est guéri parce qu'il n'avait pas de lésion ; il est toujours prudent d'être réservé dans cet optimisme. Il faut voir comment réagira le rein à l'occasion d'une maladie aiguë, d'un écart de régime, d'un surmenage, d'un grand chagrin. Parfois même le malade ne sera pas surpris de l'apparition d'un peu d'albumine, car il retrouve une vieille connaissance dont il n'a pas conservé de mauvais souvenirs. Mais il est surtout important de rechercher comment va se comporter le rein, avec les progrès de l'âge et les intoxications inévitables de la vie. Eh bien, dans un grand nombre de cas, l'urémie est le dernier acte de cette albuminurie qui a évolué pendant vingt ou trente ans.

Cette terminaison brusque prouve que la

néphrite a pu progresser si lentement qu'elle est compatible avec une longue existence.

Le rôle de l'hygiène thérapeutique consiste précisément à mettre le malade dans ces conditions. Nous ne possédons actuellement aucun médicament spécifique contre l'albuminurie, mais nous savons quelles sont les substances alimentaires et médicamenteuses et les causes qui peuvent aggraver le mal.

Écarter ces causes quand le mal n'est pas déjà trop profondément enraciné, et quand le terrain n'est pas trop taré, c'est assurer au malade une longue survie.

Mais pour obtenir ce résultat il ne suffit pas de viser uniquement l'albuminurie par le régime lacté. Il est indispensable de faire un diagnostic aussi précis que possible en recherchant dans les antécédents héréditaires les troubles, comme la goutte, le diabète, la tuberculose, la syphilis, qui sont une source d'indications thérapeutiques. D'autre part il convient d'examiner avec le plus grand soin l'état des différents appareils qui révèle souvent l'agent provocateur de l'albuminurie. L'appareil gastro-intestinal, le foie, le cœur, le système nerveux, par leurs troubles peuvent faire apparaître l'albuminurie. L'origine est presque toujours une modification humorale du milieu intérieur, dont l'intoxication et l'infection sont les générateurs prépondérants.

L'hygiène thérapeutique ne dépend pas seulement du diagnostic, elle est intimement liée au pronostic. L'abondance de l'albumine est un signe infidèle de la gravité de la maladie, mais ce qu'il est important de connaître, c'est l'état de la fonction de la dépuration urinaire. Ce qui constitue le danger pour l'albuminurique, c'est moins ce qui se trouve d'anormal dans son urine, que ce qui n'y est pas, et qui devrait y être.

L'hygiène thérapeutique gravite autour de cette notion. Dans un grand nombre de circonstances, si le malade est docile, le médecin peut guérir l'albuminurie; trop souvent il ne peut pas faire rétrocéder les lésions acquises, mais par des soins attentifs, il obtient qu'elles restent stationnaires et partielles. Il peut reculer ainsi l'échéance urémique contre laquelle l'hygiène thérapeutique sagement appliquée parvient encore à lutter.

PREMIÈRE PARTIE

CHAPITRE I

Pathogénie de l'albuminurie.

Si l'albuminurie par elle-même n'est qu'un symptôme, elle n'en mérite pas moins une thérapeutique pathogénique. Il est donc utile de rappeler ici quels sont les facteurs qui la font apparaître. Ceux-ci sont extrêmement nombreux; des causes multiples peuvent engendrer l'albuminurie, et le plus souvent elles s'associent entre elles; ainsi s'expliquent les grandes difficultés du diagnostic clinique.

Un fait domine la pathogénie de l'albuminurie, c'est que le trouble, fonctionnel ou anatomique, qui la provoque, n'a pas nécessairement son siège dans le rein. Cette proposition récemment émise rencontre aujourd'hui encore quelques contradicteurs. Semmola reste cependant à peu près le seul à défendre l'idée d'une albuminurie causée par des altérations primitives du sang déterminant au niveau du rein les lésions secondaires du mal de Bright. A l'opposé de cette théorie, Lécorché et Talamon soutiennent qu'il n'y a pas d'albuminurie, si minime qu'elle soit, sans lésion préalable du rein, permettant le passage de l'albumine du sang.

Quoique l'on ne connaisse pas encore d'une manière certaine le mécanisme de la fonction rénale, on sait cependant quels sont ses principaux facteurs ; c'est d'une part un liquide, le sang ; d'autre part un organe destiné à le filtrer, le glomérule et les canalicules urinifères, qui possèdent, à côté de leur rôle physique, des propriétés spéciales susceptibles de modifier le liquide filtré ; aussi l'urine diffère-t-elle du sérum du sang, témoignant que des actes de sécrétion — au sens large du mot — sont venus s'adjoindre à ceux de transsudation. Or, étant donnés ces facteurs en présence, on peut supposer qu'une modification de l'un d'entre eux entraînera la rupture de l'équilibre normal de leurs rapports. Que le sérum du sang soit altéré, que les conditions physiques qui président à la filtration se modifient, que la membrane osmotique vivante soit lésée, le liquide qui passera devra changer de composition, et l'albuminurie pourra traduire le trouble de la fonction rénale. Cette proposition suppose que l'albuminurie ne peut se produire à l'état normal; ce qui est loin d'être admis par tous les auteurs. Comme un chapitre spécial sera consacré à la discussion de cette question si importante au point de vue thérapeutique, j'aborderai de suite l'étude des conditions anormales de l'albuminurie.

1° *Altération du sang.* — Parmi les éléments constitutifs du liquide sanguin, plusieurs ont été accusés d'être capables de déterminer l'albuminurie. Les matières albuminoïdes du sang ont tout naturellement été incriminées; on a invoqué des perturbations soit dans leur qualité, soit dans leur quantité; d'autres ont fait jouer le principal rôle aux matières non albuminoïdes. Enfin on a imputé ce symptôme à l'introduction dans le sang de substances qui lui sont normalement étrangères. — Je rappellerai brièvement ces différentes théories.

a). MODIFICATIONS QUALITATIVES DE L'ALBUMINE DU SÉRUM SANGUIN. — Lehmann, Corvisart, Schiff, Vogel avaient déjà admis que l'albumine pouvait passer à travers le rein grâce à une *diffusibilité* plus grande qu'à l'état normal; Jaccoud s'était rallié à cette opinion, Semmola lui a donné tout son développement, la mettant à la base de l'étiologie du mal de Bright. Mais cette théorie manque de preuves solides; les plus favorables, comme Sénator, avouent *qu'il n'est pas invraisemblable que dans certaines affections, peut-être aussi dans la maladie de Bright, il y ait des modifications qualitatives des matières albuminoïdes du sang; mais ce que nous ignorons absolument, c'est en quoi ces modifications consistent.* En effet, il a été impossible de les préciser scientifiquement et de découvrir la moindre différence entre l'albumine du sang et celle de l'urine : tous les caractères différentiels qui ont été donnés ont disparu devant des arguments péremptoires. Certains expérimentateurs ont tenté de déterminer l'albuminurie chez l'homme ou chez les animaux par l'absorption de différentes substances albuminoïdes, albumine de l'œuf, caséine, lait, gélatine, etc. Les résultats ont été contradictoires, positifs ou négatifs selon les auteurs, quelquefois différents pour un même expérimentateur. Et quand bien même l'introduction dans l'organisme d'albumines différentes de la séro-albumine déterminerait toujours, à coup sûr, l'albuminurie, s'en suivrait-il nécessairement que l'albuminurie puisse être due à des modifications de cette séro-albumine? Lécorché et Talamon font en effet observer avec raison que ces albumines introduites expérimentalement agissent non pas en tant que matières albuminoïdes, mais en tant que substances étrangères à l'organisme, et déterminent par leur élimination des lésions rénales constatables au microscope, ce qui permet à l'albumine du sérum de passer dans l'urine.

b). MODIFICATIONS QUANTITATIVES DE L'ALBUMINE DU SÉRUM. — Gubler a émis la théorie de l'hyperalbuminose. D'après cet auteur, l'albuminurie est causée par l'excès, absolu ou relatif, de l'albumine dans le sang. La théorie de Gubler, qui étendait cette notion à l'étiologie du mal de Bright, n'est plus acceptable. Mais il est possible que si, dans des conditions spéciales, le sang se charge d'une quantité anormale d'albumine, celle-ci soit éliminée en partie comme substance étrangère et inutile. Les expériences d'Estelle et Faveret, qui déterminent la sérinurie ou la globulinurie par injection de sérine ou de globuline, certains faits, à la vérité fort infidèles et inconstants, tendant à montrer l'excrétion d'urines albumineuses à la suite des repas, moment où la quantité de matières albuminoïdes mises en circulation est à son maximum et à plus forte raison à la suite d'ingestion d'aliments exclusivement albuminoïdes, sont en faveur de cette opinion. Plus récemment Rosenbach l'a rajeunie par la théorie de l'*albuminurie régulatrice* : le rein aurait pour fonction de régulariser la composition du plasma sanguin ; lorsque l'un de ses éléments est en excès par rapport aux autres, le rein en élimine le superflu ; c'est ainsi que pourraient s'expliquer les albuminuries observées en dehors de toute lésion rénale.

c). Modifications des matières albuminoïdes du sang. — Au contraire de l'hyperalbuminose, la subalbuminose, l'hydrémie, avait été invoquée par certains auteurs comme cause possible d'albuminurie (Mialhe, Canstatt, Ziegler) ; mais leurs conclusions étaient dues à la mauvaise conduite des expériences qui leur avaient servi de base : Stokvis a montré en effet que des injections d'eau par petites quantités répétées ne produisaient pas d'albuminurie ; celle qu'avaient obtenue d'autres expérimentateurs, comme Magendie, par des injections massives, était due à des ruptures vasculaires dans le rein, entraînant en même temps de l'hématurie.

Hoppe-Seyler, von Wittich, de Nasse ont montré que le pouvoir de filtration de l'albumine augmente proportionnellement à la quantité de sels contenue dans la solution filtrante. Peut-on en conclure que, dans l'organisme, l'excès de sels détermine l'albuminurie? Les recherches poursuivies dans cette voie ont donné des résultats divers : Wundt, Rosenthal ont provoqué l'albuminurie par la privation de chlorure de sodium; Stokvis a échoué en employant le même procédé; Lépine a vu l'albuminurie suivre l'absorption en excès du même sel. A côté de ces expériences contradictoires, Lécorché et Talamon font remarquer que, si la surminéralisation peut augmenter la filtrabilité de l'albumine, cela ne prouve pas qu'elle puisse à elle seule déterminer sa filtration à travers le rein.

d). INTRODUCTION DANS LE SANG DE SUBSTANCES ÉTRANGÈRES. — « Tout principe chimique, étranger à l'économie, introduit en solution dans le sang, détermine l'albuminurie. » (Lécorché et Talamon.) L'expérimentation a montré le bien fondé de cette proposition, qui se trouve réalisée dans une foule de circonstances pathologiques. On sait quel rôle joue actuellement dans la pathologie l'intoxication, et quel sens large ce mot a pris sous l'impulsion des nouvelles doctrines. L'infection n'agit, au moins pour une part, que par l'intoxication que déterminent les produits solubles des microbes. En outre, le jeu normal des fonctions de nutrition met en liberté des produits, dont la toxicité n'est plus à démontrer : M. Gaucher, au point de vue qui nous intéresse, a décrit le mécanisme de l'albuminurie due à l'auto-intoxication. Enfin, les poisons venus du dehors ne sont pas moins actifs à faire passer l'albumine dans les urines. Nous verrons souvent la clinique invoquer le facteur albuminurie dans les maladies. Mais actuellement, au point de vue pathogénique, il faut dire que l'intoxication n'agit pas en tant qu'altération de la crase sanguine. Si les poisons engendrent l'albuminurie, c'est qu'ils déterminent dans le rein des lésions, que l'histologie nous a fait connaître, lésions qui sont la cause réelle, efficiente du symptôme.

2° ***Modification des conditions physiques de la filtration.*** — Les conditions physiques d'une filtration, capables d'en modifier le cours, sont : *a*) la pression du liquide filtrant; *b*) la vitesse du courant de la circulation; enfin *c*) sa température. Examinons successivement les trois ordres de phénomènes dans leurs rapports avec l'albuminurie.

a). L'opinion primitive, en quelque sorte classique, concernant le rôle de la pression sanguine énonçait que la quantité d'albumine filtrée était proportionnelle à l'élévation de la tension, lorsque les travaux de Runeberg apportèrent des résultats opposés. Il montra que l'albumine passait au contraire en quantité d'autant moindre que la pression était plus forte. Cette assertion fut vérifiée par la plupart des expérimentateurs (Gr. Stewart, Senator, Lécorché et Talamon). Elle concorde d'ailleurs avec certains faits cliniques que nous aurons à étudier plus tard, et au point de vue qui nous occupe, signalons-en de suite l'importance : on voit en effet quelle utilité il y aura à rechercher la tension vasculaire chez les albuminuriques, et à s'efforcer de la relever. Pourtant l'influence de la stase veineuse sur la genèse de l'albuminurie n'est plus à démontrer : la clinique prouve surabondamment que l'albuminurie peut être causée par la stase veineuse; l'expérimentation a fourni les mêmes données, dans les mains de Robinson, de Ludwig, de Senator, d'Overbeek. Et cependant la première conséquence de cette stase veineuse est d'élever la pression sanguine. Mais, outre que l'hypertension n'est pas un facteur bien puissant d'albuminurie, les effets de la stase veineuse sont plus complexes, et à côté de l'hypertension qui en résulte, il faut noter le ralentissement du courant sanguin, ce qui amène à parler de l'influence de la vitesse de la circulation sur la filtration rénale.

b). Étant donné le fait que l'albuminurie pouvait être déterminée par les expériences qui, s'adressant tantôt à la circulation artérielle, tantôt à la circulation veineuse, entraînaient de l'hypotension, ou de l'hypertension, mais toujours le *ralentissement du courant sanguin*, Litten, Posner, Heidenhain, Bamberger, Charcot, attribuèrent à ce dernier facteur le phénomène observé. Ils pensèrent que l'influence de la vitesse était prépondérante, et prédominait sur celle de la pression. Lécorché et Talamon démontrèrent expérimentalement que le passage de l'albumine se faisait en effet d'autant plus facilement que le courant était plus ralenti. Ils ont en outre montré par l'histologie que la stase veineuse amenait une diminution de pression dans les glomérules, et pour eux « quel que soit le trouble circulatoire déterminé expérimentalement, l'albuminurie reconnaît pour cause, dans les cas de ligature de l'artère comme dans les cas de ligature veineuse, la diminution de la vitesse du sang combinée à l'abaissement de la pression ». Quoi qu'il en soit de ces théories, deux conditions demeurent établies : l'albuminurie est favorisée par le ralentissement du courant sanguin et par l'abaissement de la pression.

Rôle du système nerveux. — C'est ici que nous devons faire rentrer le groupe des albuminuries d'origine nerveuse : en effet, c'est par son action sur la circulation du sang, c'est en créant les conditions que nous venons d'exposer, que le système nerveux peut déterminer l'albuminurie. Les expériences, fort nombreuses, et portant sur des points variés de ce système, l'ont prouvé ; je rappellerai seulement celle de Cl. Bernard, où l'albuminurie est provoquée par la piqûre du plancher du quatrième ventricule. La clinique nous montrera d'autre part le rôle des maladies nerveuses dans la genèse de l'albuminurie.

Rôle de la stase urinaire. — C'est par la compression des capillaires intrarénaux due à la distension des canalicules urinifères que la stase urinaire produit des troubles circulatoires, qui peuvent être suivis d'albuminurie (Charcot et Gombault, Straus et Germont, Albarran).

c). Quelle est enfin l'influence de la température sur la filtration de l'albumine? Les recherches de A. Lœwy, poursuivies sous la direction de Senator, ont montré que l'albumine filtrait d'autant mieux que la température du liquide filtrant était plus élevée, et ces conclusions n'ont pas été controuvées. Quelques cliniciens attribuent à cette cause, certaines variétés d'albuminuries fébriles.

3° *Lésions du filtre rénal.* — Quelles que soient les théories de la sécrétion rénale, un fait a été admis par tous les auteurs, à savoir qu'à l'épithélium rénal est dévolu le rôle de retenir l'albumine. Il en résulte que lorsque cet épithélium sera lésé, l'albumine ne sera plus retenue, il y aura albuminurie. Senator considère qu'à cette première cause s'adjoint la destruction des cellules qui ajoute les matières albuminoïdes qui les constituent à l'albumine du sérum pour faire l'albuminurie. Quoi qu'il en soit, l'expérimentation comme l'anatomie pathologique montrent que les lésions du rein s'accompagnent d'albuminurie.

Mais certains auteurs vont plus loin, et nous ne pouvons omettre l'opinion, défendue si ardemment par Lécorché et Talamon, que toute albuminurie témoigne d'une lésion rénale. Toutes les autres causes que nous avons énumérées ne seraient que des causes secondaires : les altérations de la composition du sang, le ralentissement de son courant, l'abaissement de sa pression, n'agiraient qu'en déterminant dans le rein des lésions constatables au microscope, lésions qui seules permettent le passage de l'albumine. Nous aurons à revenir sur cette théorie en discutant la réalité de l'albuminurie physiologique. Nous devons dire dès maintenant que dans son absolutisme elle n'a généralement pas été adoptée, et que si elle se trouve vérifiée et admise dans des cas particuliers, la majorité des auteurs pensent que certaines albuminuries peuvent se produire sans altération du parenchyme rénal. Senator en donne comme preuve la cessation de l'albuminurie suivant la disparition des conditions physiques qui l'avaient provoquée, conditions qui, par conséquent, n'avaient pas laissé de lésions organiques.

Il nous resterait à dire quelle est la lésion élémentaire de l'albuminurie; cela suppose que nous savons exactement le siège du passage de l'albumine. Il est à peu près démontré aujourd'hui que ce passage a lieu par le glomérule de Malpighi, et la glomérulite serait, parmi les lésions rénales, le substratum anatomique de l'albuminurie. Cependant il ne faudrait pas être trop absolu, et le terme qui semble actuellement traduire l'opinion de la majorité des auteurs est celui de *glomérulo-néphrite*.

Nous avons dit au début de ce chapitre que toutes ces causes s'associent le plus souvent, et qu'en clinique il est utile de savoir les reconnaître. Mais nous avons vu qu'à propos de chacune d'elles bien des théories, souvent opposées, ont été soutenues, de sorte que l'analyse en quelque sorte schématique que nous avons faite ici ne pourra pas toujours être poursuivie en clinique.

CHAPITRE II

Recherche de l'albumine dans les urines.

Depuis l'époque où Cotugno découvrit l'albuminurie en observant que certaines urines présentaient ce caractère de se prendre par la chaleur en une masse blanche semblable à du blanc d'œuf, la chimie urinaire a fait bien des progrès; l'étude des albumines urinaires s'est compliquée, et elle risquerait de jeter la confusion si l'on ne précisait pas bien le sens qu'il faut attribuer nosologiquement au mot albuminurie. En effet, au sens strict, il comporte la présence de toute matière albuminoïde dans l'urine. Et de fait certains auteurs se sont laissé entraîner par un excès d'exactitude terminologique ils ont réuni; sous ce nom des corps dont la signification pathologique n'est pas du tout la même; il convient de bien s'entendre sur ce point, de bien délimiter

2

le mot albuminurie à notre seul point de vue médical.

En effet, les matières albuminoïdes qui peuvent accidentellement se rencontrer dans les urines sont nombreuses : ce sont, d'abord l'albumine du sérum qui passe dans les urines à la faveur des conditions que nous avons énumérées dans le chapitre précédent; en second lieu la matière albuminoïde du sang, l'hémoglobine; puis les produits de la digestion des substances albuminoïdes de l'alimentation, peptones, propeptones; la matière albuminoïde du mucus, la mucine, le pus, etc. Le passage de ces différentes substances dans les urines n'est nullement provoqué par les conditions déjà étudiées; ce sont d'autres facteurs pathogéniques, plus ou moins bien élucidés actuellement, et que nous n'avons pas à étudier ici, qui en sont cause. Il convient de donner à ces modifications particulières des urines les noms de *hémoglobinurie*, *peptonurie*, *propeptonurie*, *mucinurie*, *pyurie*, selon la substance contenue, et de réserver le nom d'albuminurie à cet état des urines qui les rend coagulables par la chaleur quand cet état est dû à la présence de l'albumine du sérum sanguin. L'albuminurie ainsi comprise, ainsi définie, ne peut plus être confondue avec l'hémoglobinurie, ou avec la peptonurie; ces états sont très différents les uns des autres par la signification, la valeur séméiologique, de même que par les réactions chimiques qui les décèlent.

Ce sont ces réactions révélatrices de l'albuminurie que nous allons maintenant étudier, et pour cela nous devons d'abord rappeler brièvement la composition de l'albumine du sérum. On sait que celle-ci est constituée par deux substances albuminoïdes distinctes, l'une appelée *sérine* ou *séro-albumine*, l'autre, qui appartient au groupe des globulines, appelée *séro-globuline*. Le procédé le plus simple de séparation de ces deux corps, procédé dû à Denis (de Commercy) et renouvelé plus tard par Hammarsten, consiste à saturer le sérum par le sulfate de magnésie, qui précipite la séro-globuline. Ces deux corps sont en proportion variable dans le sérum selon l'état pathologique ou même physiologique où on les observe. Normalement le chiffre de la sérine surpasse celui de la séroglobuline environ du double; généralement ce rapport se retrouve dans les urines albumineuses, de même du reste que dans les transsudats (Hoffmann). Mais il est évidemment sujet à variation, selon la cause de l'albuminurie; il y aurait là toute une série de recherches à poursuivre; quelques jalons ont seuls été posés jusqu'ici. D'après Hoffmann le contenu en globuline augmente par l'inanition, et dans les maladies; Senator a noté la prédominance de la globuline à la suite de la destruction de l'épithelium rénal, et d'autres auteurs l'ont également observée (Estelle, Werner, Hammarsten, P. Jeanton).

La globuline prédominerait surtout dans les néphrites aiguës.

Au contraire, une seule observation de sérinurie, due à Hoffmann, est citée par Senator, consécutive à un cancer gastrique.

En clinique, on se contente de rechercher la présence de l'albumine dans son ensemble. Différents procédés sont en usage, ayant chacun des avantages et des inconvénients, qu'il nous faut connaître. A priori le procédé de choix serait celui qui ne révélerait que l'albuminurie et qui la révélerait même lorsqu'elle est réduite à d'infimes proportions; en un mot le meilleur réactif devra être à la fois le plus sensible et le plus exact. Cela posé, passons en revue les procédés les plus usuels.

1° *Chaleur.* — La chaleur est le procédé le plus ancien, puisque c'est lui qui a fait découvrir l'albuminurie : il est basé sur ce fait qu'une urine albumineuse acide, chauffée quelques instants à 60°, se trouble par un précipité floconneux blanchâtre, qui s'accroît, et finit par tomber au fond du récipient . Ce procédé n'est pas à l'abri de tout reproche.

Certaines urines non albumineuses se troublent par la chaleur : c'est ainsi qu'un excès de phosphates alcalino-terreux se précipite grâce au dégagement d'acide carbonique, qui le tenait en dissolution, dégagement dû à la chaleur. Mais quelques gouttes d'acide acétique font disparaître le précipité, et l'urine redevient claire; lorsque le trouble est produit par l'albumine, il persiste au contraire en présence de cet acide. Cependant un excès d'acide acétique dissout également le précipité albumineux; il y a par conséquent là quelques précautions délicates à prendre.

De même une urine albumineuse peut ne pas devenir trouble après avoir été chauffée; si on recherche alors la réaction au papier de tournesol, on constate que l'urine est alcaline : en effet, une ou deux gouttes d'acide acétique ajoutées à la solution précipitent immédiatement l'albumine.

D'après ce qui précède on voit que la chaleur

combinée à l'acide acétique employé avec les précautions nécessaires est un réactif excellent, en ce qu'il ne décèle que l'albumine, et ne permet la confusion avec aucun autre corps. Malheureusement il n'est pas d'une très grande sensibilité : les urines renfermant moins de 5 à 10 centigrammes d'albumine par litre ne sont pas coagulées par la chaleur. Si l'on se contentait de ce procédé, on laisserait certainement échapper des cas d'albuminurie minima.

2° *Acide nitrique.* — Le procédé de l'acide nitrique est, avec celui de la chaleur, un des plus répandus et des plus commodes. La densité de l'urine étant inférieure à celle de l'acide nitrique on peut facilement superposer dans un tube ou dans un verre, deux couches de ces deux liquides, sans qu'elles se mélangent. Lorsque l'urine renferme de l'albumine, celle-ci se coagule à l'union des deux surfaces, en une zone moyenne, opalescente, blanche, et nettement délimitée.

Différentes causes d'erreur doivent également être évitées : c'est ainsi que dans les urines riches en urée, l'acide nitrique détermine un précipité de nitrate d'urée, qui se dépose également dans la zone de contact des deux liquides; mais ce précipité se fait lentement, et est si nettement cristallin qu'il est difficile de le confondre avec l'albumine.

Les urates sont également précipités par l'acide nitrique; mais deux faits les différencient aisément du coagulum albumineux, dont l'aspect est sensiblement le même : le précipité se constitue dans ce cas non pas entre la couche d'acide et celle d'urine, mais dans les couches supérieures de l'urine, près de la surface. En outre il se dissout par la chaleur, au contraire de l'albumine.

Enfin il faut avoir présent à l'esprit qu'après l'absorption de certains produits médicamentaux, tels que les résines de cubèbe, de copahu, le pétrole, peut-être même la térébenthine, l'urine contient des acides résineux, qui se comportent en présence de l'acide nitrique comme l'albumine.

La mucine ne constitue pas une cause d'erreur à proprement parler : en effet elle ne se précipite que dans les dilutions étendues d'acide nitrique, se dissolvant à nouveau dans l'acide fort; en sorte qu'il arrive que dans les couches inférieures de l'urine, pénétrées légèrement par l'acide azotique, la mucine se dépose; elle forme alors un nuage irrégulier, situé sous celui de l'acide urique, mais encore bien au-dessus de celui de l'albumine.

Le procédé de l'acide nitrique est un peu plus

sensible que celui de la chaleur : en effet il révèle la présence d'albumine dans des solutions qui en contiennent de 3 à 5 centigrammes par litre; mais ces chiffres montrent assez que ce réactif n'est pas suffisant pour renseigner d'une manière certaine dans tous les cas.

3° *Acide picrique.* — L'acide picrique est un réactif bien plus sensible de l'albumine; il précipite celle-ci dans des urines qui n'en contiennent qu'un centigramme par litre; c'est cette sensibilité qui en recommande l'emploi; car son exactitude n'égale pas celle des procédés que nous avons déjà exposés : celui-là est entaché de plusieurs causes d'erreur, qu'à la vérité on peut éviter en les connaissant, mais qui n'en rendent pas moins son maniement plus délicat et plus infidèle.

En effet l'acide picrique ne précipite pas seulement l'albumine urinaire, mais encore certaines autres matières albuminoïdes qui peuvent accidentellement se rencontrer dans l'urine sans comporter la même valeur séméiologique : ce sont les *peptones*, la *mucine*, les *alcaloïdes*, le *sulfate de quinine*, et enfin certaines matières azotées, telles que les *urates*. Pour éviter la confusion avec les peptones, les alcaloïdes et les urates, il est un moyen bien simple : il consiste à chauffer le précipité, qui, dans ce cas, se dissout, tandis qu'au contraire le précipité albumineux ne fait qu'augmenter par la chaleur. La distinction de la mucine est plus difficile : pour certains auteurs, elle est même impossible. En Angleterre, où ce réactif est très employé, on a cherché à le disculper de cet inconvénient : Johnson a nié que l'acide picrique précipitât la mucine. G. Stewart avoue la réaction, mais il l'a vue torpide, lente à se produire, et contrastant avec la coagulation rapide et plus abondante de l'albumine.

L'acide picrique peut s'employer de plusieurs manières; quelquefois il est mélangé à l'acide citrique; mais il faut bien savoir que le mélange picro-citrique (réactif d'Esbach) précipite plus sûrement la mucine que l'acide picrique seul. Il est préférable de s'en servir en solution aqueuse saturée; celle-ci est d'une densité très faible (1003), et ne se mélange que lentement à l'urine, de sorte que le louche produit par la coagulation albumineuse contraste nettement avec la limpidité de l'urine non encore pénétrée du réactif. Nous avons déjà dit que la chaleur augmentait ce trouble, et peut le rendre plus apparent dans des urines qui ne renferment que de minimes proportions d'albumine.

Enfin il faut connaître une deuxième cause d'erreur. La réaction ne se produit qu'en milieu acide, car le picrate d'albumine est soluble dans les alcools. Et quoique Johnson ait prétendu que l'addition de la solution picrique suffit à acidifier l'urine alcaline, il sera plus prudent d'y ajouter une ou deux gouttes d'acide acétique.

On voit que l'emploi de l'acide picrique, s'il est rendu précieux par la sensibilité de ce réactif, est plus compliqué et doit être plus entouré de précautions que celui des autres procédés.

Les réactifs, dont nous avons parlé jusqu'ici, sont des réactifs simples, au point de vue de leur composition, c'est-à-dire qu'ils sont constitués par un corps unique. Nous en avons passé sous silence divers autres, analogues, tels que l'acide métaphosphorique, l'acide chromique, l'acide phénique, l'acide trichloracétique, dont l'usage, beaucoup moins répandu, sort du domaine de la clinique, où nous tenons à nous renfermer. Mais différents urologistes ont combiné l'action de ces corps dans des formules composées, dont trois au moins jouissent d'une certaine vogue, et doivent être connues; ce sont le réactif de Tanret, le réactif de Millard, et le réactif d'Oliver.

4° *Réactif de Tanret.* — La formule de ce réactif est la suivante :

Iodure de potassium pur.....	3 gr. 32
Bichlorure de mercure.......	1 gr. 35
Acide acétique...............	20 c.c.
Eau distillée.................	Q. S. pour 100 c.c.

Ce réactif a été donné par Tanret comme le plus sensible; en effet il commence à fournir un louche appréciable dans des solutions d'albumine à 3 ou 5 milligrammes par litre. Mais cet avantage est atténué par de multiples inconvénients : l'iodure mercuro-potassique précipite les peptones, les propeptones, les alcaloïdes, les urates, d'autres matières azotées de la désassimilation, telles que la xanthine, la créatine, la créatinine, la guanine, etc. Il est vrai que ces précipités se dissolvent par la chaleur, tandis que celle-ci est sans action sur le coagulum albumineux. Mais la présence de l'acide acétique dans le réactif de Tanret lui adjoint encore la propriété de précipiter la mucine; on dit bien que ce précipité est plus ténu, plus poussiéreux que celui de l'albumine; cependant comme l'indication de ce réactif sensible réside dans la recherche de minimes quantités d'albumine, on conçoit que cette différenciation des précipités par leur aspect objectif soit des plus malaisées.

5° et 6°. ***Réactifs de Millard et d'Oliver.*** — Les mêmes remarques s'appliquent à peu près à ces deux réactifs. Leur sensibilité est la même; leurs inconvénients à peu près semblables; voici la formule de leur composition.

Réactif de Millard (de New-York) :

Acide phénique cristallisé........	7 gr. 76
Acide acétique pur................	27 gr. 21
Liqueur de potasse (à 56 gr. de potasse pour 944 d'eau.)...........	85 gr. 53

Il ne précipite pas les alcaloïdes, et la réaction est plus nette que celle du réactif de Tanret en présence de petites proportions d'albumine.

Réactif d'Oliver :

Solution de tungstate de soude (20 p. 100).	āā
Solution saturée d'acide citrique (100 p. 60).	āā
Eau distillée........................	āā

Les inconvénients de ce réactif sont ceux des deux précédents; mais sa sensibilité l'emporte sur la leur, du moins lorsqu'on l'emploie combiné à la chaleur.

Tels sont les principaux procédés employés

pour la recherche qualitative de l'albumine dans les urines. Si on les compare entre eux, une première conclusion se dégage, c'est que la sensibilité de ces réactifs est inversement proportionnelle à leur exactitude; c'est ainsi que la chaleur comme l'acide nitrique, qui sont d'un emploi suffisamment sûr et pratique, ne décèlent que les quantités relativement considérables d'albumine; tandis que l'usage des réactifs composés que nous avons cités, et qui sont, selon l'expression de Lécorché et Talamon, les réactifs de l'*albuminurie minima*, est rendu difficile par les nombreuses causes d'erreur qu'ils comportent. Entre les extrêmes se tient l'acide picrique, qui est d'une délicatesse très précieuse en même temps que d'un maniement aisé; aussi Gr. Stewart le recommande-t-il comme le plus parfait des réactifs de l'albuminurie. Toutefois, il est toujours plus sûr de la rechercher en même temps par plusieurs procédés.

Des procédés *quantitatifs* ont été proposés en presque aussi grand nombre que les procédés qualitatifs, mais la plupart sont peu employés en clinique. Le véritable procédé chimique, le seul qui soit d'une exactitude scientifique, c'est la pesée : son principe consiste à précipiter toute l'albumine de l'urine, soit par la chaleur, soit par l'alcool, — à recueillir ce coagulum, et à le peser. Mais il entraîne une série d'opérations délicates, et qui réclament la main expérimentée d'un chimiste. Il n'est donc pas utilisable en clinique. Celle-ci n'a pas davantage retenu les procédés basés sur les dilutions, les liqueurs titrées, la polarisation de la lumière, etc. — La pratique a *consacré l'usage de la méthode d'Esbach*, qui consiste à graduer des tubes par des essais préliminaires fournis par des solutions albumineuses de titre connu sur lesquelles on fait réagir la liqueur indiquée par cet auteur, et dont la formule très simple est la suivante :

Acide picrique en cristaux.......	10 gr.
Acide citrique pur..............	20 gr.
Eau..........................	Q. S. p. 1 litre.

Ce procédé se recommande surtout par sa simplicité, mais il n'est pas à l'abri de tout reproche : il partage ceux que l'on a adressés à l'acide picrique, et surtout au mélange picro-citrique ; il n'est donc pas d'une très grande exactitude. En outre, la graduation du tube est limitée ; elle peut aussi avoir été faite d'une manière erronée. Enfin, il arrive que le coagulum albumineux ne se dépose pas au fond du tube, reste en suspension dans le liquide, et ne puisse être évalué.

Pour résumer ces discussions, il convient d'indiquer le *modus agendi* que nous avons adopté, et que nous croyons nécessaire et suffisant pour les besoins de la pratique. Nous procédons d'abord à la recherche de l'albuminurie par la chaleur de la manière suivante : on verse dans un tube à essai environ 10 centimètres cubes de l'urine à étudier, préalablement filtrée ; on l'acidifie avec une goutte d'acide acétique, et l'on porte la partie supérieure de la couche de liquide sur la flamme bleue d'un bec de Bunsen ou d'une lampe à alcool ; bientôt la portion chauffée louchit, ou, selon la quantité contenue, se prend en masse, contrastant en tout cas avec la portion inférieure restée limpide. Ensuite, nous vérifions avec l'acide nitrique le résultat obtenu ; dans ce but, nous employons le procédé de Gubler, dit *procédé du verre*. Dans un verre à pied, conique, on verse l'urine filtrée ; puis tout doucement, et le long des parois du verre, on ajoute l'acide nitrique ; celui-ci glisse jusqu'au fond du verre, où il se réunit en repoussant au-dessus de lui l'urine moins dense. A l'intersection des deux liquides se forme le disque albumineux ; quelquefois celui-ci est masqué par une effervescence, qui se produit au contact de l'acide et de l'urine, et qui est due au dégagement d'acide carbonique en excès; mais lorsque les dernières bulles ont crevé à la surface, l'anneau d'albumine est apparent. De même les pigments biliaires, l'urohématine peuvent former des anneaux colorés qui peuvent rendre moins nette la formation de l'anneau albumineux; un peu d'attention suffit pour attribuer à chaque anneau sa valeur; de même nous ne revenons pas sur les anneaux de la mucine et de l'acide urique, dont nous avons déjà parlé comme cause d'erreur. — Lorsque ces deux procédés ont fourni un résultat positif, il existe plus que des présomptions en faveur de l'albuminurie; si les données en sont contradictoires, ou lorsqu'on suppose une albuminurie minima, on peut terminer par la recherche à l'aide de l'acide picrique. On emploie dans ce but le liquide d'Esbach, que l'on doit toujours avoir sous la main en vue de l'analyse quantitative. Dans un tube à essai, on verse 10 centimètres cubes environ d'urine, puis doucement quelques gouttes de réactif; s'il existe de l'albumine, elle louchit les couches supérieures, aux points où diffuse le liquide picrique; en chauffant à ce niveau, on s'assure que le trouble n'est pas dû à des matières autres que l'albumine, et quelquefois même l'urine se trouble alors qu'à froid elle restait limpide, insensible à l'action du réactif.

Lorsqu'on est bien convaincu de la présence de l'albumine, il convient d'en mesurer la quantité. Pour cela, on emploie un tube gradué, dit *tube d'Esbach*, on y verse l'urine filtrée jusqu'à la lettre U gravée sur les parois du verre, puis au-dessus, jusqu'à la lettre R, le liquide d'Esbach. On bouche avec un bouchon de caoutchouc, et on renverse plusieurs fois de suite le tube de manière à bien obtenir un mélange parfait des deux liquides. Cela fait, on laisse reposer le tube à l'abri de toute secousse, et après vingt-quatre heures, on lit sur la graduation la quantité d'albumine, qui s'est déposée dans le fond.

CHAPITRE III

De l'albuminurie physiologique.

« L'urine contient-elle de l'albumine à l'état normal? Cette question qui, il y a peu d'années encore, constituait une hérésie et à laquelle depuis longtemps on avait répondu par la négative, est redevenue de nos jours le sujet des discussions les plus vives. » Ainsi s'exprime Senator.

Déjà en 1857, Gigon (d'Angoulême) avait soutenu l'existence de l'albuminurie normale; mais ses études avaient été faites à l'aide de réactifs dont l'inexactitude fut établie peu de temps après.

Dans les années qui suivirent, divers auteurs apportèrent des observations d'albuminurie constatée chez des individus bien portants, ou atteints de quelques troubles fonctionnels légers (Ultzmann, W. Gull, G. de Mussy, Vogel). Mais il faut arriver à Leube pour trouver une étude systématique de l'albuminurie physiologique (1877). Cet auteur rechercha l'albumine chez des soldats en état de santé apparente, et aboutit à ce résultat que l'albuminurie existait chez 4 p. 100 de gens bien portants, et s'exagérait par le travail et les efforts. Cela signifie-t-il que Leube considérait ces albuminuries comme normales? Nullement, car dans un ouvrage ultérieur, Leube explique ces albuminuries par un état morbide dans certains cas, congénital dans d'autres, de l'épithélium rénal. Ses recherches prouvaient donc simplement que des gens en apparence de bonne santé pouvaient laisser filtrer l'albumine du sérum.

Senator le premier donna à l'étude de la théorie de l'albuminurie physiologique un grand développement. Mais il se heurta aux théories qui ne reconnaissaient pas l'albuminurie comme un phénomène anormal, et les faits cliniques ne pouvaient à eux seuls en prouver le bien fondé. Ceux-ci établissant la fréquence du phénomène, il restait à en expliquer le mécanisme, et l'inconstance. Pour le premier point, Senator explique ainsi la fonction rénale : l'épithélium glomérulaire n'est pas un épithélium sécréteur, ses caractères sont opposés à cette conception; les cellules plates qui le constituent, laissent simplement transsuder la partie aqueuse du sérum, qui entraîne une certaine quantité d'albumine, de sorte qu'à ce point de vue du moins l'urine ne diffère pas des autres transsudats des séreuses. Une objection se présente à cette théorie : si l'urine normalement transsudée contient de l'albumine, comment se fait-il que l'on ne trouve pas toujours celle-ci en examinant une urine quelconque? Senator prévient cette objection en prétendant que les variations que montrent les analyses d'urine correspondent à des oscillations d'une fonction normale, et non à un trouble de celle-ci, que ces oscillations sont d'ailleurs déterminées par diverses facteurs, qu'on peut reproduire expérimentalement. En outre, si l'on recherche le symptôme chez un homme sain dans diverses conditions, variant selon l'heure, l'exercice, l'alimentation, on le trouve toujours à un moment donné. Enfin toute urine suffisamment concentrée par l'évaporation montre la présence d'albumine. En somme, d'après le professeur de Berlin, l'albuminurie est un phénomène constant, variable comme toutes les fonctions de l'organisme : il est en effet dû à la transsudation de l'eau et de l'albumine du sérum au niveau de l'épithélium glomérulaire.

Les travaux qui ont suivi ceux de Senator n'y ont rien ajouté que des statistiques. Tels sont ceux de Capitan, de Châteaubourg, en France, de von Noorden, en Allemagne, de Gr. Stewart, en Angleterre. Si la théorie de Senator n'était pas universellement adoptée dans toute sa rigueur, du moins la majorité des auteurs admettaient-ils l'existence d'albuminurie physiologique, en ce sens qu'elle ne coïncidait avec aucun état morbide apparent. C'est ainsi que MM. Lépine et Tessier (de Lyon) exposaient la question, et qu'elle se trouve développée dans la thèse de leur élève Finot.

En regard de cette opinion, il nous faut placer l'opinion contraire, et toute doctrinale, soutenue par Lécorché et Talamon. Ceux-ci réfutent les arguments physiologiques et cliniques de Senator : en effet, si l'urine n'est qu'un transsudat comme le liquide péricardique ou péritonéal, comment se fait-il que l'albumine, notable dans ces derniers, s'y trouve en quantité si infime que Senator réclame des réactifs plus sensibles pour en déceler la présence ? Et si l'on suppose à l'épithélium glomérulaire la propriété de diminuer le passage de l'albumine, pourquoi ne pas lui reconnaître celle de l'arrêter complètement? Lécorché et Talamon n'admettent pas non plus qu'on puisse trouver de l'albumine dans toute urine, pourvu que l'on emploie un procédé approprié; pour eux et au point de vue chimique comme au point de vue physiologique, l'albuminurie normale demeure à l'état de problème non résolu. Enfin il ne leur apparaît pas davantage que les arguments cliniques emportent la conviction. Si l'on constate fréquemment de l'albuminurie chez des gens dits bien portants — et d'ailleurs cette fréquence est très variable suivant les statistiques, — cela ne prouve pas que l'albuminurie soit normale : peut-on conclure de la fréquence d'un phénomène à sa non-morbidité? Et ces auteurs rapprochent de l'albuminurie le coryza, la dyspepsie, etc., états morbides extrêmement fréquents, que personne ne songe à dire physiologiques. Et quoi d'étonnant à ces faits d'albuminurie soi-disant physiologique? Combien de fois ne constate-t-on pas la conservation de la santé apparente chez des individus dûment brightiques? Pour Lécorché et Talamon, toute albuminurie répond à une altération, si légère soit-elle, de l'épithélium glomérulaire, qui normalement arrête l'albumine, et anormalement peut la laisser passer.

Poussées à ces limites extrêmes, les deux théories opposées, celle de Senator et celle de Lécorché et Talamon, sortent du domaine de la clinique. Et peut-être pourrait-on s'entendre en s'y cantonnant En effet les faits cliniques — à savoir que l'on peut trouver de l'albuminurie chez des gens dont on peut dire qu'ils jouissent d'une bonne santé, — ces faits ne sont niés par personne et ne peuvent pas l'être. Mais Lécorché et Talamon veulent voir derrière eux une maladie non manifestée, en s'appuyant sur ce postulat anatomique, *que toute albuminurie est fonction de glomérulite*; et Senator, pour expliquer ces faits, invoque un postulat physiologique — l'urine est un transsudat, — ce qui l'entraîne à prétendre que l'on trouve de l'albumine dans toutes les urines.

Peut-être serait-il préférable de laisser en suspens toute explication, impossible à donner actuellement, de ne pas repousser des faits parce qu'ils ne cadrent pas avec une théorie, et de se contenter d'exposer ceux-ci tels que les donne la clinique. Ces albuminuries, que l'on appelle *physiologiques*, sans y comprendre aucune idée doctrinale, ne comportent pas le même traitement, ni les mêmes règles d'hygiène que les albuminuries nettement liées à des états pathologiques; il nous faut étudier avec le plus grand soin les conditions dans lesquelles on est amené à en faire la constatation. C'est ainsi que l'a compris Grainger Stewart, qui a en outre contrôlé par lui-même les données qui avaient été fournies par les auteurs précédents.

La plupart des statistiques ont été faites chez des soldats; en effet, les premiers observateurs ayant remarqué que souvent les gens bien portants albuminuriques étaient cependant légèrement anémiques ou un peu débiles et pâles, les adversaires de la théorie s'étaient emparés de cette remarque pour nier la santé de ces albuminuriques. Aussi, en établissant les chiffres chez des soldats considérés comme l'élite physique d'une population, on se met à l'abri de reproches de ce genre. C'est là une considération passible de nombreuses objections.

Certains auteurs avaient soutenu que l'albuminurie, qu'on rencontre fréquemment chez les nouveau-nés, était normale. Parrot et Alb. Robin se sont élevés contre cette opinion. Pour Lécorché et Talamon l'albuminurie des premiers jours de la vie est un phénomène comparable à l'ictère simple des nouveau-nés : elle est due aux troubles circulatoires, si fréquents chez ces derniers. Dans la première enfance, Fürbringer a trouvé 11,47 p. 100 d'albuminuriques bien portants, H. Leroux 5,75 p. 100, G. Stewart 17 p. 100. Dans la seconde enfance, les statistiques sont aussi peu concordantes. On a également recherché l'albunurie physiologique des adultes dans les diverses classes de la société : chez les soldats, G. Stewart trouve 37,56 p. 100; cet auteur cite les chiffres obtenus par deux de ses élèves, Richie et Brower, qui opéraient sur un champ plus large, et qui arrivèrent dans une première série à 5 p. 100, et dans une seconde à 1 p. 100. Les femmes semblent moins atteintes que les hommes, mais à leur égard les chiffres sont sujets à caution, étant donnée la difficulté d'éviter un mélange d'albumine provenant de la vessie ou du vagin à l'urine; d'ailleurs peu de recherches ont été faites chez elles, précisément pour cette raison. Chez les vieillards, Gr. Stewart a trouvé 62 p. 100 d'albuminuriques bien portants. De sorte que l'auteur anglais classe ainsi les albuminuries physiologiques par ordre décroissant de fréquence : vieillards, soldats, enfants, adultes civils.

Si les chiffres sont si différents suivant les

observateurs et suivant l'âge des sujets observés, cela tient à ce que les conditions où l'on a observé sont essentiellement différentes; or c'est surtout l'étude de ces conditions qui est intéressante, et qui doit nous arrêter.

Le travail musculaire paraît jouer un rôle important dans la production de l'albuminurie. Mais il faut établir une distinction entre l'exercice modéré, ou bien un exercice exagéré mais ayant déterminé une certaine accoutumance, et une fatigue violente accidentelle déterminant l'intoxication du surmenage. Gr. Stewart, examinant l'urine des soldats avant leur départ pour une marche, et l'examinant au retour, trouva la première fois 29 p. 100 d'albuminuriques, et la seconde 19 p. 100. La marche au grand air avait donc nettement diminué l'albuminurie. Chez quelques soldats, au contraire, l'albuminurie était apparue après la marche, mais Stewart ne dit pas quels étaient ces soldats; or Senator fait remarquer que l'albuminurie qui suit les marches se rencontre plutôt chez les jeunes recrues que chez les anciens, de même qu'on la trouve, d'après G. Kolb, chez des coureurs au début de l'entraînement, lesquels n'en présentent plus trace au bout de quelques jours. Chez les soldats pris en bloc, les dures corvées imposées augmentent le nombre d'albuminuriques : Gr. Stewart a trouvé le chiffre de 44 p. 100 avant cette fatigue pénible, et 64 p. 100 après le travail fini. Il a constaté des résultats analogues chez les enfants : avant le jeu de ballon, exercice violent, durant une heure, il trouva chez les enfants de l'orphelinat-hôpital d'Edimbourg 4 p. 100, et 60 p. 100 à la fin de cette rude récréation. De même chez des enfants se trouvant tous dans des conditions identiques dans une pension, il trouva que la proportion d'albuminuriques était plus élevée chez ceux qui faisaient partie de l'orchestre, et particulièrement qui jouaient des instruments à vent, que chez les autres.

La digestion n'est pas sans influence sur l'apparition de l'albuminurie : Gr. Stewart a trouvé 15,6 p. 100 de soldats albuminuriques avant le repas, et 40,5 p. 100 après. Même écart fut constaté chez les enfants, et chez les vieillards. C'est surtout le repas du matin qui augmente la fréquence de l'albuminurie. Et Senator fait remarquer qu'on peut voir là l'explication de ce fait que l'albuminurie physiologique est plus fréquente le matin, après le premier travail et le premier repas qui succèdent au repos de la nuit.

Johnson le premier a soutenu que l'albuminurie pouvait être provoquée par les bains froids. Gr. Stewart a vérifié cette assertion chez les enfants : il a trouvé 19 p. 100 d'albuminuriques avant le bain, et 21,8 p. 100 après. Châteaubourg, étudiant sur des soldats, aboutit à des conclusions analogues : 71,6 p. 100 avant le bain, 83 p. 100 après.

Enfin les secousses morales, les excitations psychiques vives, les travaux intellectuels, les bains chauds, les frictions sèches peuvent également déterminer de l'albuminurie.

Telles sont quelques-unes des conditions étiologiques de l'albuminurie physiologique. Comment se présente-t-elle en clinique? Finot, sous l'inspiration de M. Tessier (de Lyon), distingue deux formes cliniques, qu'il appelle : 1° les albuminuries intermittentes irrégulières; 2° l'albuminurie intermittente cyclique, ou maladie de Pavy. Dans le premier groupe, rentrent les albuminuries que nous venons de décrire et qu'on peut classer en albuminuries de fatigue, albuminuries de digestion; elles se présentent d'une manière tout à fait intermittente et irrégulière; c'est par hasard que le médecin est amené à les constater, souvent chez un individu qui lui demande un certificat pour une compagnie d'assurances, et il faut examiner l'urine à diverses heures du jour pour pouvoir y retrouver l'albumine constatée une fois par hasard.

Cette irrégularité de l'intermittence ne se retrouve plus dans ce que M. Tessier a décrit sous le nom de maladie de Pavy, ou albuminurie cyclique. Ici c'est toujours à la même heure, dans la matinée, que l'on trouve l'albuminurie ; le symptôme semble suivre un cycle régulier. Mais Senator ne voit dans cette forme rien de particulier : si l'albuminurie est matutinale, c'est que les conditions qui en favorisent la genèse se réalisent surtout, comme nous l'avons vu, dans la matinée. Au contraire M. Tessier y voit un processus bien défini, mais qui sort vraiment du domaine des albuminuries physiologiques, puisqu'il en fait une maladie imputable à des troubles de la fonction hépatique.

Quoi qu'il en soit de ces divergences d'opinions, l'important est de savoir quand une albuminurie pourra être dite physiologique, et relèvera du traitement et de l'hygiène appropriés à celle-ci. Senator indique les règles suivantes : pour qu'une albuminurie puisse mériter le nom de physiologique, il faut d'abord et de toute évidence qu'elle ne coïncide avec aucun état morbide ; il faut que l'albumine soit rencontrée dans l'urine en petite quantité, 40 à 50 centigrammes pour 1000 au maximum; il faut que l'urine émise récemment se comporte normalement, quant au volume, à l'aspect, à la densité, à la composition et surtout qu'elle soit exempte d'éléments figurés : s'il y existe des leucocytes, des cellules épithéliales, des cylindres, l'albuminurie sera nécessairement pathologique; il faut que cette albuminurie soit de courte durée et de nature transitoire; enfin toute albuminurie au delà de soixante ans doit être soupçonnée liée à une maladie rénale.

En réalité le terme de physiologique appliqué à l'albuminurie est impropre, car l'apparition de l'albumine est toujours l'indice d'un phénomène qui n'est pas physiologique, puisqu'il dépend soit d'une modification dans la circulation rénale, soit d'une modification chimique humorale entraînant l'altération momentanée des éléments anatomiques auxquels est dévolue la dépuration urinaire.

CHAPITRE IV

Étiologie générale de l'albuminurie.

Pour la plupart des cliniciens l'*albuminurie* était synonyme de maladie de Bright. Mais peu à peu les données de l'expérimentation, de l'analyse chimique et de la clinique vinrent renverser cette notion. On étudia les diverses conditions qui peuvent provoquer la présence de l'albumine dans les urines, et l'analyse montra la complexité des faits réunis sous ce même nom ; la recherche systématique de l'albumine dans les urines de tous les malades, à laquelle se sont astreints peu à peu les médecins, fit voir le grand nombre d'affections qui pouvaient se compliquer à un moment donné d'albuminurie, ou comporter ce symptôme dans leur évolution normale. Si bien que quelques médecins furent amenés à considérer l'albuminurie comme souvent due à un simple trouble fonctionnel, et même quelques-uns, comme un phénomène physiologique. Énumérer les maladies dans lesquelles elles peut se rencontrer, c'est passer en revue presque toute la nosologie. L'albuminurie peut exister dans les maladies générales, infections, intoxications, maladies de nutrition, néoplasiques; elle apparaît encore dans une foule d'affections locales de sièges très divers.

I. — MALADIES GÉNÉRALES

A. ***Maladies infectieuses.*** — On sait l'importance qu'occupe actuellement ce groupe de maladies, c'est aussi un des plus intéressants au point de vue de l'albuminurie. On peut y distinguer des maladies infectieuses aiguës et des maladies infectieuses chroniques. La première catégorie comprend les maladies, qu'on appelait autrefois *pyrexies* et *phlegmasies*, et qui sont caractérisées par la présence de fièvre; on doit ajouter aujourd'hui, et d'albuminurie. En effet, on sait actuellement que les processus infectieux, expérimentaux ou morbides déterminent toujours de l'albuminurie; d'après Lécorché et Talamon, la recherche de l'albuminurie minima serait positive dans toutes les fièvres. Grainger Stewart, prenant en bloc tous les malades fiévreux d'un hôpital, arrive à une proportion de 66 albuminuriques pour 100. Mais il est plus intéressant d'étudier chaque maladie séparément et d'y envisager la fréquence et l'évolution de l'albuminurie.

a). MALADIES INFECTIEUSES AIGUES. — Un premier groupe de maladies infectieuses aiguës comprend les fièvres éruptives et les affections analogues de l'enfance, telles que la coqueluche, la diphtérie, etc.

1° **Rougeole.** — La rougeole est certainement une des maladies infectieuses où l'albuminurie est le plus rare. On n'observe pas le symptôme dans son cours normal ni même généralement dans des formes graves; les observations connues sont exceptionnelles, et semblent relater des rougeoles d'une malignité particulière.

2° **Scarlatine.** — Il en est tout autrement de la scarlatine, où au contraire l'albuminurie se présente constamment, affecte des allures spéciales et très importantes à connaître, non seulement au point de vue doctrinal des albuminuries fébriles, mais aussi au point de vue de l'hygiène thérapeutique des scarlatineux. L'albuminurie revêt deux formes cliniques différentes dans cette maladie. Il existe une albuminurie du début, albuminurie peu abondante, précoce et fugace, albuminurie fébrile à proprement parler, et qui correspond à toutes les albuminuries des maladies infectieuses. Elle ne se révèle pas ordinairement par des symptômes bruyants, et ce n'est qu'en la recherchant systématiquement chez tous les scarlatineux qu'on la trouve. Exceptionnellement, cependant, on a vu cette albuminurie s'aggraver, et se compliquer de phénomènes urémiques. Ce fait seul suffit à montrer que pathogéniquement elle ne diffère pas essentiellement de l'autre forme.

Celle-ci apparaît tardivement, à titre non plus de symptôme, mais de complication : c'est dans le décours de la maladie, ordinairement vers le début de la troisième semaine, qu'elle se manifeste. L'attention du médecin est appelée soit par des signes légers de néphrite, soit par une anasarque généralisée survenant brusquement, soit enfin par des signes secondaires de néphrite aiguë et d'urémie. Quoi qu'il en soit, il faut bien savoir que cette néphrite scarlatineuse est souvent grave, qu'elle peut entraîner la mort immédiatement, ou constituer la première étape d'une néphrite chronique (Cornil et Ranvier, Brault,

Lécorché et Talamon), et que par conséquent il est de règle dans la scarlatine de s'efforcer de la prévenir par l'application de mesures appropriées d'hygiène thérapeutique.

3° **Variole.** — L'albuminurie est également très fréquente dans la variole. M. Alb. Robin[1] en distingue quatre variétés :

1° L'*albuminurie prévariolique* survenant avant l'éruption est très rare, puisqu'une seule observation en est citée;

2° L'*albuminurie transitoire du début, ou de la période suppurative*, est très fréquente;

3° L'*albuminurie abondante*, qui survient à une époque quelconque du stade aigu; elle est en rapport avec la gravité plus grande du mal;

4° L'*albuminurie tardive*, qui peut être due soit à d'autres complications infectieuses de la convalescence, soit à une néphrite post-variolique, comparable à la néphrite post-scarlatineuse, et comportant un pronostic encore plus grave.

4° **Diphtérie.** — La diphtérie donne fréquemment lieu à de l'albuminurie; les chiffres cités par les auteurs ne sont pas concordants; la dernière statistique, donnée par M. Sevestre,

1. Com. Ac. médec., 25 septembre 1888.

établit une proportion générale de 40 à 70 p. 100. Cet auteur distingue l'albuminurie apparaissant dans l'angine loëfflerienne bénigne, peu fréquente et peu abondante, de l'albuminurie qui se montre plus souvent dans l'angine loëfflerienne grave, et plus souvent encore dans les diphtéries associées; elle est constante dans le croup. En général, l'albuminurie diphtérique n'est pas très grave; elle est passagère et ne s'accompagne qu'exceptionnellement de signes d'insuffisance urinaire.

A côté de l'albuminurie due à la diphtérie, nous devons citer, quoique appartenant en réalité à une autre catégorie de faits pathogéniques, l'albuminurie qui survient dans la convalescence de la maladie, à la suite des injections de sérum antidiphtérique. C'est là une question encore controversée, et que le temps seul élucidera. Toutefois, et quelle que soit l'interprétation à eur donner, il est des faits où une albuminurie non observée, quoique recherchée, dans le cours d'une diphtérie, est apparue à la suite d'injections sérothérapeutiques au milieu des autres accidents dits tardifs. En regard de ces cas, il convient de citer ceux qui ne sont peut-être qu'une réapparition sous l'influence du sérum d'une albuminurie préexistante, et enfin les cas d'albuminuries diphtériques paraissant guéries grâce à l'injection (Sevestre et Martin).

Nous passerons plus rapidement sur l'albuminurie d'autres maladies analogues telles que les *oreillons*, où la néphrite relativement fréquente ne diffère guère de la néphrite scarlatineuse, la *varicelle*, la *vaccine*, qui ne présentent qu'assez exceptionnellement cette complication rénale, ainsi que la *coqueluche*.

5° Les autres maladies infectieuses aiguës comprennent également l'albuminurie parmi leurs symptômes fréquents, qu'elles soient dues à un microbe spécifique connu ou non. Dans la *pneumonie*, la *fièvre typhoïde*, le *rhumatisme articulaire aigu*, l'albuminurie est, sinon constante, comme quelques auteurs l'ont avancé (Lécorché et Talamon), au moins très souvent observée; comme dans les autres infections aiguës, elle apparaît dès la période d'état, et n'est pas abondante; elle ne comporte pas un pronostic fâcheux par elle-même, mais son abondance est souvent le corollaire de complications graves. Cependant, de même que dans la scarlatine, la lésion rénale peut dominer la scène, au décours de la maladie, et l'albuminurie s'accompagne alors de symptômes urémiques légers ou graves ; c'est ainsi que l'on a décrit *des formes rénales à la pneumonie*, *à la fièvre typhoïde*; *dans le rhumatisme* également, il peut exister une néphrite grave. Nous n'avons rien à dire de particulier des albuminuries du *choléra*, de l'*érysipèle*, de la *grippe*, du *tétanos*, de l'*infection puerpérale*, et des *septicémies chirurgicales*.

En résumé, toutes les maladies infectieuses aiguës peuvent s'accompagner d'albuminurie. Comment déterminent-elles ce symptôme, quelles sont dans ces affections les conditions pathogénitiques du départ de l'albumine du sérum? Nous devons d'abord dire que c'est surtout la globuline qui passe. C'est en partie à cette raison (Jaccoud) que le coagulum albumineux doit d'être contractile. On sait que le professeur Bouchard avait attribué une grande importance pronostique à ces propriétés physiques de l'albumine urinaire, dont la rétractilité témoignait d'une lésion rénale, et la non-rétractilité d'un simple trouble fonctionnel. Mais, d'une part, M. Lépine a établi que ces différences du précipité étaient dues au degré d'acidité et de densité de l'urine, et d'autre part M. Jaccoud a montré que la globuline se coagulait plus lentement.

Abordons maintenant la pathogénie de ces albuminuries. Tout d'abord, à ce point de vue, nous devons distinguer les deux variétés que nous avons presque constamment retrouvées dans chaque maladie, l'albuminurie grave, avec urémie, albuminurie secondaire, véritable complication, de l'albuminurie légère qu'il faut rechercher. La première est indéniablement due à une néphrite, dont le type anatomo-pathologique bien connu est fourni par la néphrite scarlatineuse et dont l'existence explique clairement le passage de l'albumine dans l'urine. L'autre, qui mérite le nom d'*albuminurie fébrile*, prête plus à la discussion. On peut invoquer, pour expliquer son existence, soit les altérations du sérum sanguin portant sur les urates, les chlorures, soit l'hyperthermie elle-même, dont on sait le rôle pathogénique expérimental, soit le ralentissement du courant sanguin (Lécorché et Talamon). Actuellement, la majorité des auteurs pensent que l'infection elle-même, directement, joue le principal rôle. Tout d'abord, on l'a incriminée de provoquer une néphrite légère, passagère, néphrite bactérienne, mais depuis les travaux de Roux et Yersin sur la diphtérie et sur le rôle des toxines microbiennes dans les infections, on admet que les néphrites sont déterminées par les produits solubles des microbes, soit de l'agent spécifique de la maladie, soit des infections secondaires; le mécanisme intime de leur genèse est actuellement inconnu.

b). Maladies infectieuses chroniques. — Elles présentent également de l'albuminurie avec une grande fréquence. Mais ici le symptôme relève de causes en général plus diverses, et différentes des précédentes.

1° **Tuberculose.** — L'albuminurie s'observe très souvent dans la tuberculose; nous aurions pu parler au paragraphe précédent de la tuberculose aiguë, à forme granulique, ou pneumonique; pour certains auteurs l'albuminurie y fait habituellement défaut; pour d'autres (Lécorché et Talamon) elle y est constante; quoi qu'il en soit elle relève de la même pathogénie que les albuminuries étudiées précédemment; ce sont des albuminuries fébriles, ou des albuminuries dues à la néphrite secondaire : on trouve alors soit des granulations dans le rein, et cela surtout chez les enfants, soit simplement, d'après une observation de Durand-Fardel, des bacilles de Koch épars dans quelques vaisseaux et quelques glomérules, sans qu'ils aient eu le temps d'organiser la lésion tuberculose.

Dans la tuberculose chronique, la présence de l'albuminurie est plus généralement admise. D'après Le Noir, elle existe dans 90 pour 100 des cas. Cette statistique ne prend que les phtisiques. Nous laissons de côté, pour l'étudier avec les maladies des reins, l'albuminurie due à la tuberculose rénale. Dans la tuberculose pulmonaire chronique, l'albuminurie peut s'observer soit au début, soit plus souvent à la fin, à la période cachectique de la maladie; enfin, récemment, M. Tessier a appelé l'attention sur l'*albuminurie prétuberculeuse*, apparaissant avant tout symptôme propre à la maladie. L'albuminurie des tuberculeux est le plus souvent due à la néphrite; cependant elle peut exister sans néphrite (Le Noir); elle semble due dans ce cas à des causes diverses : dénutrition, troubles digestifs, altérations hépatiques, etc.

Les lésions rénales sont variables; on peut trouver soit des tubercules, soit la dégénérescence graisseuse ou amyloïde, soit la néphrite brightique, à petit rein scléreux ou à gros rein blanc; là encore on peut attribuer les lésions à des infections secondaires, au bacille de Koch ou à ses toxines : en effet les injections de tuberculine ont provoqué de l'albuminurie. M. Tessier la considère même comme la cause de l'albuminurie prétuberculeuse.

2° **Syphilis.** — Nous pourrions répéter ici ce que nous venons de dire pour la tuberculose. La syphilis peut déterminer des lésions, rénales spécifiques, gommes, ou non spécifiques, dégénérescence amyloïde, néphrites chroniques de divers types anatomiques, ou enfin elle peut provoquer de l'albuminurie sans lésions. Cliniquement celle-ci est soit précoce (syphilis secondaire), soit tardive (cachexie syphilitique), et peut s'accompagner de symptômes urémiques. On rencontre également l'albuminurie comme manifestation de la syphilis héréditaire.

3° **Impaludisme.** — On peut distinguer une albuminurie précoce, albuminurie fébrile : c'est celle qui accompagne la fin des accès aigus; et une albuminurie tardive, venant compléter la cachexie paludéenne. La pathogénie de ces albuminuries ne diffère pas de celle des précédentes. Dans les accès pernicieux, l'albuminurie est constante, et les altérations du rein jouent un rôle capital dans la pathogénie de cette forme de paludisme.

B. ***Maladies néoplasiques.*** — L'albuminurie s'observe assez fréquemment dans les néoplasmes, et surtout dans les *cancers*. Elle est due à de la néphrite, qui présente souvent le type de la dégénérescence graisseuse des épithéliums, d'après Gaucher et Gallois. Ces auteurs rapprochent cette néphrite des néphrites infectieuses, soit, disent-ils, qu'on l'attribue à une infection secondaire, soit que l'on considère le cancer comme une infection par des psorospermies, ou comme une auto-infection par des cellules provenant de l'organisme. Nous signalerons également l'albuminurie de la *leucocythémie*.

C. *Intoxications*. — Nous avons insisté sur le rôle que l'on fait jouer dans les déterminations morbides aux toxines microbiennes. Cela nous permettra de passer plus rapidement sur les albuminuries observées dans les empoisonnements ; elles sont dues à des néphrites toxiques. Une des plus connues est la néphrite cantharidienne (Bouillaud, Rayer, Cornil, Brault, Gaucher). Sa cause la plus commune réside dans l'emploi des vésicatoires. Le mercure, l'arsenic, le phosphore, sont des poisons stéatosants, dont l'usage thérapeutique peut également déterminer l'albuminurie. Les acides et les alcalis, absorbés accidentellement, provoquent des néphrites graves. Enfin les intoxications professionnelles, plomb (Charcot,

Gombault), ou alimentaires, alcool (Lancereaux), engendrent l'albuminurie.

D. *Maladies de la nutrition.* — 1° **Goutte.** — L'albuminurie est fréquente chez les goutteux; 26 p. 100 de ces malades présentent ce symptôme. Elle peut exister avant les attaques de goutte, chez des adolescents, futurs goutteux, et affectés d'autres manifestations arthritiques; elle se rencontre encore, légère, peu intense, dans l'attaque de goutte aiguë. Enfin la goutte chronique s'accompagne d'albuminurie avec tout son cortège de symptômes dépendant de la néphrite concomitante : celle ci affecte deux types : néphrite atrophique, scléreuse, ou néphrite urique, avec cristaux d'acide urique dans le parenchyme rénal. La néphrite peut manquer, et l'albuminurie dans ce cas est due à l'uricémie, comme plus tard la néphrite qui la provoquera. Ce qui caractérise l'évolution clinique de l'albuminurie goutteuse, c'est qu'elle est compatible pendant longtemps avec un état de santé relativement bon; nous reviendrons longuement sur ce point en étudiant l'hygiène des goutteux.

2° **Diabète.** — L'albuminurie complique le diabète dans 43 p. 100 des cas, d'après M. Bouchard. Elle manque dans le diabète pancréatique. Dans le diabète gras, chronique, ordinaire, elle est souvent légère, intermittente, et due alors à l'élimination par le rein de subtances albuminoïdes mal élaborées (Bouchard). Mais elle peut devenir abondante, s'accompagner d'urémie, et assombrir singulièrement le pronostic ; elle est alors causée par des lésions rénales, lésions d'ailleurs très variables, qui sont elle-mêmes provoquées soit par l'uricémie arthritique, soit par l'acétonémie (Albertoni et Pisenti). Enfin Gaucher et Gallois ajoutent à ces causes d'albuminurie les troubles digestifs et cardiaques, dont nous étudierons l'action plus tard, les infections secondaires et en particulier la tuberculose. Il importe donc, au point de vue thérapeutique, de faire une enquête approfondie de l'état de son malade pour savoir dans quel sens diriger son intervention.

3° **Obésité.** — L'obésité peut se compliquer d'albuminurie dans un cinquième des cas. Son mécanisme pathogénique n'a pas été élucidé ; le foie doit jouer un certain rôle, puisqu'on la trouve 68 fois p. 100 chez les obèses à gros foie, et 11 fois seulement p. 100 chez ceux dont le foie n'est pas augmenté de volume. M. Bouchard range l'obésité dans le groupe des maladies par ralentissement de la nutrition, et attribue par conséquent l'albuminurie aux altérations humorales qui en découlent.

4° **Albuminuries phosphaturiques.** — Alb. Robin a dégagé ce type clinique et pathogénique : il a montré qu'une petite quantité d'albumine peut se rencontrer dans les urines en même temps qu'un excès de phosphates chez les arthritiques après le surmenage ou la suralimentation : c'est l'albuminurie phosphaturique simple, elle peut se compliquer de phénomènes brightiques ou de signes de neurasthénie, d'où diverses formes cliniques décrites par M. Robin.

Si nous résumons en une vue d'ensemble ce groupe important de maladies générales, nous voyons quel rôle pathogénique prépondérant tient l'intoxication, qu'elle soit apportée par des microbes ou par des agents chimiques venus de l'extérieur, ou par des produits élaborés dans l'organisme lui-même.

II. — MALADIES LOCALES

Ce n'est pas seulement au cours des maladies atteignant tout l'organisme, et qui sont comme la résultante de souffrances locales combinées, que l'on rencontre l'albuminurie. Celle-ci peut encore être déterminée par des affections semblant se localiser sur un seul organe, ou un seul système. Mais ces affections peuvent retentir sur toute l'économie par des voies multiples, tous les organes, tous les systèmes étant solidaires.

1° **Peau.** — Les affections de la peau déterminent assez fréquemment l'albuminurie. Mais il convient de distinguer des catégories très différentes parmi ses maladies; il est bien évident que les manifestations cutanées d'infections générales rentrent dans le cadre de celles-ci; c'est ainsi que s'expliqueront aisément l'albuminurie qui accompagnera le *lupus*, la *lèpre*, et d'autres maladies infectieuses. Parmi les dermatoses proprement dites, il faut encore distinguer les *traumatismes*. Au premier degré du traumatisme, nous pouvons citer le *froid*, et nous discuterons son action au chapitre des néphrites. Les *brûlures* s'accompagnent souvent d'albuminurie, même des brûlures peu profondes, pourvu qu'elles soient assez étendues. L'*eczéma*, soit pendant son évolution, soit à la suite de la disparition, la *gale* et surtout le traitement de cette maladie dit de la *frotte*, le *lichen*, le *psoriaris*, le *purpura*, l'*érythème noueux*, l'*ecthyma*, l'*impétigo*, le *furoncle*, peuvent déterminer l'albuminurie; pour toutes ces maladies, les hypothèses qui ont été soutenues peuvent se ramener à quatre : on a incriminé soit un trouble réflexe par irritation des nerfs sensitifs, soit une intoxication par les principes des sécrétions cutanées normales non éliminés; soit une intoxication par des principes nuisibles pathologiques dont l'exutoire est tari, soit enfin l'infection (Gaucher et Gallois).

2° ***Appareil digestif.*** — *a*). AMYGDALITES. — Au cours des amygdalites, on rencontre assez souvent l'albuminurie; on la trouve aussi souvent dans l'angine diphtéroïde à streptocoques. Dans ces cas, il s'agit soit d'une infection allant secondairement se localiser sur le rein, soit d'une infection générale à manifestation amygdalienne, d'une véritable maladie infectieuse analogue à la pneumonie.

b). DYSPEPSIES. — Tout différent est probablement le mécanisme des albuminuries liées aux troubles dyspeptiques. M. Bouchard a cité le chiffre de 17 albuminuriques sur 100 dilatés gastriques; l'albuminurie est en général, dans ces cas, légère et intermittente; aussi pour la plupart des auteurs, il s'agit d'un simple trouble fonctionnel : au cours des dyspepsies, il se forme des matières albuminoïdes défectueuses qui s'éliminent par les reins. Pour d'autres, au contraire (Lécorché, Talamon, Hayem), ces principes toxiques provoquent une véritable néphrite, cause de cette albuminurie, origine quelquefois d'un mal de Bright.

c). Intestin. — L'albuminurie peut exister dans les maladies très diverses de l'intestin : on l'a signalée dans la typhlite ulcéreuse (Bouchard), dans la diarrhée chronique (Kjelberg), dans la dyspepsie intestinale, dans l'étranglement interne (Englisch, Gr. Stewart), dans la dysenterie, dans les troubles gastro-intestinaux de la première enfance (Parrot). Ici c'est encore la notion de l'intoxication ou de l'infection d'origine intestinale que l'on invoque aujourd'hui, à la place des troubles réflexes incriminés autrefois.

d). Foie. — On sait le rôle important qui est attribué actuellement au foie dans l'arrêt des produits toxiques élaborés dans l'organisme, et en particulier dans le tube digestif. Aussi lorsque le foie est malade, surtout si l'altération hépatique est causée par l'intoxication (Hanot et Boix), se produit-il dans l'économie une surcharge de poisons non neutralisés, qui aura son dernier effet sur le rein chargé de les éliminer; les urines renferment de l'albumine. Ainsi s'explique-t-on que, parmi toutes les maladies du foie, l'ictère grave est celle qui s'accompagne le plus constamment d'albuminurie.

3° *Appareil circulatoire.* — On observe l'albuminurie à la suite des affections cardiaques à la période où elles deviennent insuffisamment compensées; aussi l'albuminurie fait-elle partie du cortège de l'asystolie. Celle-ci peut en outre se localiser primitivement sur le rein, et l'insuffisance cardiaque se traduire uniquement par l'albuminurie. Le mécanisme de ce symptôme s'explique par le ralentissement du cours du sang.

4° *Sang.* — L'albuminurie est souvent liée à la chlorose, et comme dans ce cas elle est en général associée à des phénomènes de petite urémie, M. Dieulafoy a créé l'expression de *chloro-brightisme.* M. Lancereaux avait supposé que l'albuminurie tenait alors à l'aplasie artérielle existant dans le rein comme dans tout l'organisme des chlorotiques. Tout récemment, mais sans grandes preuves, le symptôme a été rapporté à des phénomènes d'auto-intoxication (Hanot). Pour M. Hayem enfin l'albuminurie est sous la dépendance des troubles dyspeptiques qui sont également l'origine de la chlorose.

5° *Appareil respiratoire.* — Les affections de l'appareil respiratoire peuvent engendrer l'albuminurie de manières très différentes : pour les unes, le phénomène relève de l'infection primitive ou secondaire dont la muqueuse bronchique a servi de porte d'entrée : ainsi s'expliquent les albuminuries des bronchites purulentes (Bouchard), de la pneumonie et des broncho-pneumonies, de la gangrène pulmonaire, etc. Pour les autres, c'est le retentissement qu'elles ont sur les fonctions du cœur qui est la cause mécanique de l'albuminurie : il en est de même de celles que l'on observe dans les pneumonies chroniques, l'emphysème, etc., qui déterminent le *rein cardiaque.*

6° *Appareil urinaire.* — Les maladies de l'appareil urinaire seront des premières à provoquer l'albuminurie, par les lésions rénales qu'elles déterminent. Évoluant isolément, les affections des voies urinaires inférieures n'engendrent pas ce symptôme ; cependant les urétrites, les pyélites, déterminent le plus souvent, ainsi même que certaines prostatites chroniques, des néphrites ascendantes, dont la pathogénie a été élucidée expérimentalement par M. Albarran. Mais ce ne sont pas ces néphrites qui sont le facteur le plus commun de l'albuminurie. Ce sont toutes les néphrites d'ordre médical, néphrites dont quelques-unes ont été étudiées avec la cause dont elles relèvent. C'est ainsi que nous n'avons pas à revenir ici sur les néphrites aiguës, étudiées avec les maladies infectieuses. Disons seulement que certaines néphrites aiguës, albumineuses, très comparables cliniquement à celles-ci, se développent primitivement, sans cause apparente; la plupart du temps les malades les rattachent au froid. Dans ces dernières années, la néphrite *a frigore* a été battue en brèche comme les autres maladies *a frigore*. Il est incontestable pourtant qu'au cours d'une maladie infectieuse, c'est quelquefois un refroidissement brusque qui a été l'origine d'une néphrite, sa cause occasionnelle. Aussi peut-on supposer que lorsque le froid seul est reconnu par le malade, l'infection causale de la néphrite, légère, fugace, lui a échappé; ce pourra être ainsi une grippe à manifestations peu accusées, une simple angine insignifiante, qui passent inaperçues.

Les néphrites chroniques sont la cause la plus commune des albuminuries; nous n'avons pas à discuter ici la nature et la pathogénie de ces néphrites; toutes les variétés anatomo-cliniques du mal de Bright — le mot étant pris dans son sens le plus large — peuvent s'accompagner d'albuminurie. Les néphrites à prédominance interstitielle laissent passer moins d'albumine dans les urines en général que les néphrites à prédominance épithéliale : de 4 à 8 grammes et même plus dans les dernières, le taux de l'albumine urinaire reste de 50 centigrammes à 1 gramme dans les scléroses rénales. Enfin, il faut bien savoir que l'albuminurie peut disparaître; le mal de Bright peut même achever son évolution, sans qu'à aucun moment donné, on ait eu à constater d'albuminurie. M. Dieulafoy a insisté sur ces faits, en montrant que l'albuminurie ne détenait pas à elle seule le pronostic du mal de Bright; il faut bien plus se baser sur la toxicité urinaire et les symptômes urémiques.

Dans la dégénérescence amyloïde des reins, on observe quelquefois l'albuminurie; quelquefois ce signe fait défaut. Certains auteurs avaient prétendu qu'il manquait toujours dans la dégénérescence amyloïde pure, débarrassée de tout processus inflammatoire concomitant, et que son apparition marquait la coïncidence d'une néphrite diffuse. Straus a démontré le contraire expérimentalement; la maladie amyloïde peut suffire à engendrer l'albuminurie.

On sait que toutes les néphrites chroniques mènent à l'urémie; ce syndrome terminal coexiste alors avec l'albuminurie. Mais comme l'excrétion de l'urine est extrêmement diminuée, la proportion d'albumine y paraît en général très élevée; c'est cette albuminurie qui permet de faire le diagnostic du coma urémique, comme également d'autres manifestations aiguës et parfois primitives de l'urémie.

7° *Appareil génital.* — Nous ne nous occuperons pas des albuminuries infectieuses qui accompagnent les orchites chez l'homme, les inflammations utérines ou annexielles chez la femme; il nous faudrait répéter à leur propos tout ce que nous avons dit des autres maladies infectieuses. Mais nous devons plus insister sur l'albuminurie de la grossesse. Celle-ci peut se produire après l'accouchement, et est due alors à une infection puerpérale, très atténuée quelquefois; elle se rencontre souvent pendant le travail, et reconnaît alors une cause réflexe. Mais très souvent aussi elle existe au cours de la grossesse; c'est là l'albuminurie qu'il est le plus important de connaître et de combattre, car elle est à l'origine de l'éclampsie, qui peut tuer la mère et l'enfant. La fréquence de cette albuminurie est grande; la primiparité la favorise très nettement. Elle est due soit à une des nombreuses causes d'albuminurie ayant agi avant la grossesse, soit à une néphrite spéciale, néphrite gravidique, soit enfin à une lésion du foie (Depaul, Virchow). Pour Lécorché et Talamon, il n'existe pas de néphrite gravidique. La plupart des auteurs pensent actuellement que ces albuminuries se relient quelquefois à une néphrite ancienne, quelquefois à la néphrite gravidique, que celle-ci soit due à des causes mécaniques (compressions vasculaires ou urétérales), infectieuses, ou toxiques, avec participation pathogénique du foie (Bouffe de Saint-Blaise). Quoi qu'il en soit, il faut rechercher systématiquement l'albuminurie chez les femmes enceintes, et la combattre dès qu'on l'a constatée; on peut ainsi le plus souvent éviter les accidents éclamptiques (Tarnier).

8° *Système nerveux.* — Nous savons que l'expérimentation a pu produire l'albuminurie à la suite de perturbations très diverses du système nerveux. La clinique nous a déjà montré le rôle des réflexes dans le déterminisme de quelques albuminuries, principalement celles qui sont consécutives aux irritations cutanées; c'est ainsi que M. Bouchard a montré que la simple électrisation cutanée peut entraîner par voie réflexe le passage de l'albumine dans les urines. De même bien des maladies nerveuses présentent parmi leurs symptômes l'albuminurie; dans l'*épilepsie*, le phénomène suit l'accès dans la moitié des cas (Voisin et Péron); dans l'*hystérie*, il se rencontre également. Enfin la commotion cérébrale, les fractures du crâne (Duplay), les hémorragies cérébrales, les lésions des ventricules peuvent donner lieu à l'albuminurie. Certaines névroses à pathogénie encore mal élucidée, telles que la *chorée*, la *tétanie*, s'accompagnent quelquefois d'albuminurie, qui relève peut-être d'une infection dont le rôle dans ces affections est encore à l'étude.

Si nous résumons les notions acquises par l'étude de ce grand groupe de maladies, nous aboutissons aux mêmes données que nous avait fournies le premier. A savoir que parmi toutes les conditions pathogénétiques de l'albuminurie, c'est surtout la toxi-infection qui dans les maladies est le principal facteur de ce phénomène. Mais cette conception n'est pas définitivement établie; car elle a actuellement remplacé en grande partie celle des réflexes, prépondérante il y a peu de temps encore. Elle a au moins ce mérite de fournir des indications thérapeutiques précises, et de se prêter aux moyens d'action dont le médecin dispose. C'est à l'étude de ceux-ci que nous devons maintenant consacrer les chapitres suivants.

DEUXIÈME PARTIE

CHAPITRE I

Hygiène thérapeutique générale.

La tendance actuelle de la médecine est certainement de donner aux moyens hygiéniques le pas sur les médications pharmacologiques dans le traitement des maladies; mais c'est surtout à propos des albuminuries que cette prépondérance devient souveraine; c'est surtout lorsque la médecine ne peut plus compter sur le parfait fonctionnement des reins qu'elle doit s'appliquer à ne pas surcharger l'économie de produits que celle-ci est devenue incapable d'éliminer complètement. Et dans ce cas elle doit se persuader que ses seules ressources relèvent de l'hygiène thérapeutique, que seuls les moyens hygiéniques restent à sa disposition pour remplir son rôle, pour combattre la maladie.

Or, fort heureusement. pour le traitement des

albuminuries il existe des médications purement hygiéniques, qui, lorsqu'on sait les employer avec discernement, repondent à toutes les indications, peuvent subvenir à tous les besoins. On juge par là même de l'importance qu'il faut attacher à leur étude : elles peuvent suffire à écarter les causes des albuminuries, dans la majorité des cas; à combattre les lésions qui sont la raison de ce syndrome; enfin à en atténuer et même à en éviter les conséquences.

Régime lacté. — La base de ce traitement hygiénique est fournie par le régime lacté, et, avant d'en montrer les indications et l'emploi dans chaque cas, il convient de l'étudier au point de vue de son action générale.

1° Propriétés du lait. — Le lait a été de tous temps reconnu comme un aliment adapté essentiellement à l'alimentation de l'enfant, il peut rendre les plus grands services dans celle de l'adulte ; et alors il présente cette qualité unique d'être un aliment-médicament. Ce sont ces deux ordres de propriétés que j'envisagerai successivement :

Le lait qu'il est le plus commode d'utiliser dans les villes de nos contrées est le lait de vache. Aussi est-ce lui que l'on prend habituellement et que le médecin doit surtout connaître. Pour les nourrissons il est impossible de l'employer pur, tel qu'il est sécrété; sa composition en effet, très différente de celle du lait de femme, le rend indigeste pour l'estomac des enfants du premier âge; on le modifie alors soit industriellement (lait humanisé), ou l'on peut le remplacer par du lait d'ânesse, qui se rapproche beaucoup du lait de femme. Mais ces inconvénients, extrêmement sérieux pour les nourrissons, le sont beaucoup moins pour les adultes. D'après Féry un litre de lait de vache contient 910 gr. 08 d'eau et 123 gr. 32 de résidu sec. Celui-ci contient 28 gr. 12 de caséine et d'autres matières albuminoïdes représentant 4 gr. 36 d'azote : il contient en outre 34 grammes de beurre, 52 gr. 16 de lactose et 6 grammes de sels minéraux constitués, pour les deux tiers au moins, par du phosphate de chaux. On voit par cette analyse que le lait est un aliment complet, où tous les principes, ternaires, quaternaires, sels minéraux sont représentés. Est-ce un aliment parfait? Peut-il suffire à l'alimentation d'un adulte, dont on réduit au minimum la somme de travail? Dans ces conditions, on a calculé que l'ingestion de quatre litres de lait en vingt-quatre heures est nécessaire;

ceux-ci contiennent en effet 160 grammes d'albumine, 160 grammes de graisse, et 200 grammes d'hydrates de carbone. La ration d'entretien est, d'après les calculs des physiologistes, de 100 grammes d'albumine, 100 grammes de graisse, et 250 grammes d'hydrates de carbone environ. Cette dernière espèce d'aliment en déficit dans le lait est compensée par la plus grande richesse en matières albuminoïdes et en graisse, qui rétablit le chiffre total approximatif de 2800 calories, nécessaire au maintien de l'équilibre des échanges nutritifs de l'homme. En effet G. Sée avait bien établi ces calculs en rappelant que 1 gramme d'albumine fournit 4,1 calories par sa combustion; 1 gramme de graisse donne 9,3 calories, et 1 gramme d'hydrate de carbone donne 4,1 calories. Mais cette compensation n'est, en quelque sorte, que mathématique. En réalité l'adulte a besoin, pour réparer les forces qu'il dépense, d'une quantité de matières ternaires supérieure à celle que peut lui fournir le lait. Et, en effet, nous montrerons tout à l'heure que les effets du lait sur la nutrition générale ne sont pas absolument satisfaisants, et que le régime lacté ne peut pas être prolongé indéfiniment. Le lait est un aliment complet, mais non parfait. Il est cependant le seul aliment qui présente ce caractère d'être complet, le seul par conséquent qui puisse être employé isolément.

Comme médicament, il faut étudier le lait depuis son ingestion jusqu'à son élimination, en examinant ses effets sur l'appareil digestif, sur l'appareil urinaire, enfin sur l'organisme en général.

La plupart des malades qui refusent l'alimentation lactée peuvent le plus souvent être facilement détournés de cette répugnance; dans ces cas on ajoute au lait certaines substances qui l'aromatisent. La digestibilité du lait est très grande : il est facilement peptonisé; toutefois la caséine du lait de vache se précipite en grumeaux assez gros, quelquefois mal supportés; le lait d'ânesse, au contraire, se précipite dans l'estomac sous forme de flocons fins, bien plus facilement digérés. Mais celui-ci est cher et on ne peut se le procurer aisément. Le lait de vache produit sur l'estomac une excitation très faible, excellente condition pour le fonctionnement du chimisme gastrique. L'intestin également supporte très bien le lait; cet aliment produit le minimum de fermentations intestinales possible; il constitue le meilleur antiseptique intestinal; normalement le lait bien toléré détermine un certain degré de constipation, qu'il est facile de combattre par des laxatifs légers.

Cependant il faut bien savoir que certains individus ne peuvent pas digérer le lait; il se produit alors des phénomènes gastriques, tels que éructations, nausées, goût fétide ou acide dans la bouche, ballonnement du ventre. D'autres fois, ce sont des troubles intestinaux qui inquiètent le malade : borborygmes, coliques, diarrhée, parfois même lientérie. Il est aisé de combattre efficacement ces inconvénients.

Son action sur l'excrétion urinaire est au moins aussi bienfaisante : le lait est un diurétique puissant, qu'il doive cette propriété à la grande quantité d'eau qu'il contient, ou plus probablement au sucre de lait qui entre dans sa composition. Sous l'influence du lait, les urines deviennent abondantes, claires, jaune pâle avec un reflet verdâtre caractéristique; les principes fixes de l'urine sont augmentés, l'albuminurie diminue. Mais, fait très remarquable, la toxicité urinaire diminue en même temps, ce qui prouve que par l'usage du lait, il se fait une moins grande proportion de toxines alimentaires, et que les albuminoïdes du lait plus parfaitement assimilables, laissent moins de résidus toxiques que les autres. Enfin Gaucher et Gallois font remarquer qu'il contient une faible proportion de potasse, poison qui, d'après le professeur Bouchard, est un de ceux qui entrent le plus en ligne de compte dans le coefficient urotoxique. En qualité d'aliment toxique au minimum , il aura également une influence bienfaisante sur la foie. Il aide sa fonction antitoxique comme antiseptique intestinal.

En résumant ces faits, on voit que les produits de la digestion du lait ne sont pas toxiques, qu'il combat dans une large mesure les fermentations septiques, que par son action diurétique il possède une action sur la nutrition se résumant ainsi : élimination favorisée, fabrication atténuée de matériaux toxiques, d'où faible toxicité urinaire et sanguine. Aussi n'est-il pas étonnant que le rein, « laissé dans une sorte de repos fonctionnel », puisse réparer ses lésions, que l'albumininurie diminue, et que ses conséquences sur la nutrition soient réduites à leur moindre valeur.

Donc , aliment presque parfait , médicament parfait, quel usage pourra fournir le lait, quelles conclusions doit-on en tirer pour prescrire le régime lacté?

2° RÉGIMES LACTÉS. — Le lait peut être employé sous forme de régime absolu ou de régime mixte. Dans le régime absolu, le malade doit en prendre quatre litres par jour, pour fournir sa ration d'entretien. Dans le régime mixte, on donne un ou deux litres de lait, en complétant par des aliments appropriés le chiffre de calories nécessaire à l'équilibre des fonctions de nutrition. Le lait est donné cru ou cuit. Certains malades ne supportent pas le goût du lait cuit, et dans ce cas force est bien de permettre le lait cru. Cependant il est préférable que le lait soit cuit. Quoi qu'on en ait dit, la coction ne le rend pas moins digestif, et elle a l'avantage de le stériliser. On peut faire bouillir le lait chez soi ou employer le lait stérilisé dans l'industrie (lait pasteurisé, lait stérilisé).

Certains cliniciens prescrivent le régime lacté immédiat, absolu, dès qu'ils en jugent l'emploi indiqué, à la première constatation qu'ils font. D'autres prétendent qu'installé avec cette brusquerie le régime lacté n'est pas bien supporté, et qu'il est préférable d'y amener doucement, progressivement le malade. Cette dernière conduite est en effet préférable, sauf lorsqu'il y a urgence à combattre des accidents graves imminents ; dans ce cas, il ne faut pas hésiter à proscrire immédiatement toute autre alimentation que le lait. Une fois le régime lacté installé, comment administrera-t-on le lait? Si le malade ne prend pas d'autre aliment, les prises de lait devront être peu abondantes et fréquentes, sans cependant les rapprocher au point de surcharger l'estomac. On donnera par exemple un verre toutes les heures, ou, suivant les susceptibilités de chaque malade, un verre toutes les deux heures. Il est important que l'administration du lait ne soit pas interrompue par la nuit. Jaccoud a bien montré que le taux de l'albumine est moins élevé dans les urines du jour, où les malades sont sous l'influence du lait. Aussi faut-il leur recommander de profiter de leurs instants de réveil pour prendre du lait.

Dans le régime mixte on intercalera les repas et les prises de lait; on fera, par exemple, prendre du lait le matin, puis un repas composé des aliments permis aux albuminuriques; ensuite l'après-midi une ou deux prises de lait seront absorbées, suivies vers le soir d'un repas encore plus léger que celui du matin. Du soir au matin, le malade ne prendra que du lait.

Telles sont les règles idéales des régimes lactés. Mais peut-on les appliquer dans toute leur rigueur un peu schématique? Nous savons déjà que le lait n'est pas toujours bien toléré par le goût ou par l'estomac et qu'il n'a pas une valeur alimentaire parfaite. Voyons quelles sont les conséquences pratiques de ces inconvénients.

Certains malades ne peuvent s'habituer au goût du lait pris exclusivement; certains ont pour cet aliment une répugnance invincible; d'autres aimaient le lait, et pensaient se faire facilement au régime lacté; au bout de quelques jours de celui-ci, la saveur leur devient fade, monotone; ils sont pris d'un dégoût plus fort que leur volonté; et dans ce cas comme dans le précédent, le médecin est obligé de tourner les difficultés; on pourra aromatiser le lait avec de l'eau de laurier-cerise, du café, du thé. On essaiera de sucrer, de saler le lait; si tous ces artifices échouent, on masquera le goût du lait avec une faible quantité de tapioca, de semoule, de vermicelle, de gruau, de blé ou d'avoine.

Mais bien plus grand est l'obstacle lorsque le lait n'est pas digéré par le malade; celui-ci se plaint des différents symptômes pénibles, voire même quelquefois alarmants, énumérés précédemment; dans ce cas, on essaiera de rendre le lait plus digestif en l'alcalinisant, par l'addition d'eau de Vichy ou mieux encore d'eau de chaux.

En présence des sels de calcium, la caséine se précipite en fins flocons, plus facilement supportés; ces sels de chaux empêchent généralement la diarrhée. M. Hayem conseille l'usage du chlorure de calcium, en additionnant un litre de lait d'une cuillerée à soupe d'une solution aqueuse au centième de ce sel. M. Potain emploie plutôt la pancréatine, qu'il donne sous forme d'une pilule de 10 centigrammes après chaque tasse de lait.

Quelquefois le lait n'est pas toléré, non plus à cause d'un caprice de goût ou d'une susceptibilité gastrique particulière, mais bien à cause de lésions dues à la même cause que l'albuminurie, au mal de Bright; dans ce cas le chimisme dénote de l'hypopepsie, et le malade doit être traité bien plus comme un dyspeptique que comme un albuminurique.

Dans tous ces cas graves, rebelles, on peut être obligé de supprimer le lait. On utilisera alors certains laits fermentés, de jument ou de vache. Le premier est le koumys, fabriqué par les paysans du Caucase, et qu'il est difficile de se procurer dans nos contrées. Il est avantageusement remplacé par le képhir, qui est du lait de vache ayant subi la double fermentation lactique et alcoolique. En France on le fabrique à trois degrés de fermentation différents : n° 1, n° 2, n° 3. C'est le képhir n° 1, le moins alcolisé, qu'il convient de prescrire aux albuminuriques. C'est un liquide blanc, crémeux, mousseux, d'un goût aigre-doux. Sa valeur alimentaire, étant donnée sa composition, est sensiblement égale à celle du lait, et sa digestibilité est plus grande, car on y trouve de la syntonine, la propeptone et des peptones, qui sont des albumines digérées. Le képhir est surtout utile pour les hypopeptiques ; or c'est là l'état du chimisme gastrique chez la plupart des brightiques. Lorsque le malade a pris du képhir pendant quelques jours, on peut essayer de lui faire reprendre petit à petit du lait ; et quelquefois le malade arrive à s'accoutumer de nouveau au lait ordinaire.

Enfin il est des cas où aucun lait naturel ou artificiel n'est supporté par le malade, qui en prend une quantité faible tout à fait insuffisante ; il serait alors dangereux de persister, et le médecin s'inspirera des circonstances, et remplacera le lait par les aliments les moins toxiques. Ces cas sont heureusement fort rares.

Mais revenons à ceux où le régime lacté a pu être institué d'une manière régulière, normale.

Nous savons que la valeur alimentaire du lait n'est pas parfaite; son emploi ne pourra donc pas être prolongé indéfiniment. On verrait en effet le malade s'anémier, ses forces diminuer; il deviendrait pâle, maigre, et ne tarderait pas à se cachectiser. La toxhémie d'une part, la cachexie de l'autre, tels sont les deux termes morbides entre lesquels doit se tenir le médecin, se servant du lait de telle manière qu'il reste toujours à égale distance des deux. Cela revient à nous demander quelle devra être la durée du régime lacté, en dehors des cas où l'intolérance commande sa suppression ou son atténuation? Cette durée est différente suivant la cause des albuminuries qui en a déterminé la prescription; elle varie avec l'indication du régime, et nous sommes ainsi amenés à étudier les indications du régime lacté dans l'albuminurie.

Avant d'aborder cette étude, nous devons toutefois insister sur ce fait que le régime lacté est non seulement efficace à combattre l'albuminurie, mais encore qu'il est appelé à l'éviter, à l'empêcher de se développer; il fait à lui seul les frais de l'*hygiène prophylactique de l'albuminurie*. Il est indiqué de prescrire le régime lacté, mixte ou absolu, dans tous les états morbides, qui, relevant de l'infection ou de l'intoxication, sont susceptibles de toucher le rein et de déterminer l'albuminurie; et cette prescription s'exécute d'autant plus facilement dans la plupart des cas qu'elle répond en même temps à d'autres indications dépendant de la même maladie. C'est ainsi que dans les maladies de l'estomac, le lait sera autant utile pour combattre la dyspepsie que pour en prévenir les conséquences rénales. Dans les maladies infectieuses, le lait sera le seul aliment propice aux fonctions digestives ainsi que le seul médicament antitoxique. Pour certaines pyrexies, qui retentissent plus spécialement sur le rein, son emploi s'impose particulièrement. Rappelons que le premier conseil à donner en face d'une scarlatine est de prescrire le régime lacté absolu, et de le poursuivre longtemps jusqu'à ce que toute trace de la maladie ait disparu; ensuite on reviendra à l'alimentation normale, mais lentement, progressivement, et en surveillant de très près les urines. Cette conduite peut servir de type pour toutes les maladies microbiennes.

Nous devons maintenant étudier les indications du régime lacté dans l'albuminurie une fois constituée. Ces indications sont très variables selon la cause de l'albuminurie; et ce n'est qu'à la suite d'une analyse clinique approfondie de chaque cas, que le médecin a le droit de poser les bases du régime, qu'il imposera à son malade.

CHAPITRE II

Hygiène des albuminuries liées au mal de Bright.

Règles à suivre pour établir un régime. — Dès que l'on constate la présence de l'albumine dans l'urine d'un malade soupçonné d'être atteint d'une néphrite, ce malade est désormais « condamné au lait ». La sagesse lui impose d'y prendre goût. S'il éprouve de la répugnance, toute l'énergie de sa volonté doit s'employer sinon à l'aimer, du moins à le tolérer, quels que soient les accidents qui peuvent apparaître; il aura beau changer de médecin dans l'espoir d'en rencontrer un qui le dispense de ce breuvage, il s'entendra toujours prescrire le lait.

J'ai entendu quelquefois un de mes maîtres, à l'hôpital, dire à certains albuminuriques récalcitrants : « Le lait ou la mort », voulant laisser au malade la responsabilité des événements. Ceux qui s'y soumettaient voyaient souvent leur état s'améliorer, et quelquefois la guérison, apparente au moins, survenir. Mais j'ai aussi présent à l'esprit le souvenir de quelques malheureux qui ne pouvant ou ne voulant pas surmonter leur répugnance, et d'autres qui, jugeant que le lait ne leur rendrait jamais leurs forces, s'abandonnaient au cours de leur maladie, absorbant la nourriture ordinaire, et que la *natura medicatrix* ne tardait pas à plonger dans l'urémie et le coma final.

J'insiste à dessein encore sur le régime lacté afin de n'avoir pas à m'étendre sur ce sujet dans les chapitres qui suivront.

Mais une fois que l'utilité du lait est démontrée comment le prescrire au brightique?

Pour cela prenons un type clinique, tel qu'on le rencontre très souvent dans la période du mal de Bright confirmé.

Il s'agit, je suppose, d'un malade jeune encore, qui a eu quelques années auparavant une maladie infectieuse dont il a parfaitement guéri. Mais, depuis quelques mois, sa santé s'est modifiée. Il a parfois des maux de tête; quand il marche vite ou qu'il monte un escalier son haleine est courte et il devient facilement essoufflé; il a remarqué que le matin sa face est bouffie, ses paupières sont gonflées, et le soir, quand il retire ses chaussures, il constate un bourrelet au-dessus de celles-ci, ses chevilles sont enflées. Il se sent un peu moins vigoureux et il est facilement fatigué. Mais à part cela il n'a pas de douleur, et il peut continuer à travailler. Vous examinez l'urine de ce malade et vous trouvez de l'albumine en quantité notable. En voilà plus qu'il n'en faut pour faire le diagnostic de néphrite. S'il existe un bruit de galop au cœur, le mal de Bright est certain.

Comment agir avec ce malade? La première chose à faire consiste à l'examiner complètement bien entendu; une analyse rigoureuse de l'urine et le dosage de l'albumine tel doit être le point de départ de nos conseils d'hygiène.

On ne modifiera donc en rien la manière de vivre du malade, jusqu'à ce qu'on soit exactement renseigné sur la quantité et la qualité de l'albuminurie. Une fois fixé sur ce point, il convient d'appliquer la méthode préconisée par M. Cuffer. Elle consiste à soumettre le malade au repos et au régime lacté absolu. On voit aussitôt l'état s'améliorer, les troubles disparaître et le malade se croit bientôt guéri.

Deux cas peuvent se présenter :

1° En même temps que l'état général s'améliore l'albumine diminue progressivement et disparaît complètement.

2° L'albumine diminue rapidement, mais ne disparaît pas malgré le traitement. Elle persiste alors à un taux fixe, et quels que soient la prolóngation du régime lacté et le traitement, rien ne peut modifier cette quantité d'albumine, qui persiste pour ainsi dire indéfiniment.

Nous envisagerons successivement la conduite à tenir dans ces deux éventualités.

Tant que sous l'influence du lait l'albumine diminue, on n'abandonnera pas le régime lacté; il sera exclusif et rigoureux. Mais lorsque l'albumine a disparu, que faire? Le malade a hâte de reprendre des aliments, il se sent faible et incapable d'un grand effort. On lui conseillera donc le repos physique et intellectuel. Sans doute le régime lacté est insuffisant comme ration d'entretien. C'est précisément pour cette raison qu'il convient de prescrire le minimum de travail et d'effort. Au lit ou étendu sur une chaise longue, en prenant régulièrement toutes les deux heures et demie ou toutes les trois heures la quantité de lait prescrite, ce traitement est supportable et ne plonge pas le malade dans le marasme et la tristesse. Mais lorsqu'il se dépense physiquement et intellectuellement, il constate avec amertume la diminution de ses forces, qu'il impute à juste titre à son régime, qu'il qualifie de débilitant. Le rôle du clinicien est donc fort délicat, car il doit lutter contre le malade, qui a raison lorsqu'il se plaint de l'insuffisance alimentaire prescrite par son médecin, et d'autre part il est bien difficile de faire comprendre au patient les considérations thérapeutiques qui dictent cette conduite.

Et ce n'est pas seulement le malade qui combat ; c'est l'entourage qui vous fait remarquer en termes aimables que depuis que le malade suit votre régime, il ne tient plus debout et que vous êtes cause de sa grande faiblesse. Le médecin se laisse souvent influencer par toutes ces considérations et il permet de reprendre des aliments trop tôt. Le résultat en est une rechute, avec réapparition de l'albumine.

Je pense donc, en thèse générale, que lorsque l'albumine a disparu progressivement, il faut continuer le régime lacté exclusif pendant quelque temps après la guérison apparente. Ce temps est variable et dépend de l'appréciation du clinicien, mais j'estime qu'en prolongeant ce régime pendant quinze jours après la cessation de l'albumine, le médecin a pris toutes les précautions prescrites par la prudence.

Si au bout de ce temps en reprenant l'alimentation l'albuminurie revient? Faut-il remettre le malade au régime lacté? Dans ces conditions on prescrira de continuer le lait, mais on y ajoutera quelques aliments capables de fournir un certain appoint à la nutrition, et nous étudierons plus loin quelles sont les règles qui doivent présider à l'établissement de ce régime.

Dans la seconde catégorie de faits que nous avons envisagée, la conduite à tenir est fort simple. Dès que l'albumine sera parvenue à son taux fixe, que rien ne peut plus abaisser, on redonnera au malade des aliments. On fera graviter le régime autour de l'analyse de l'urine; c'est elle qui renseignera et permettra d'établir le régime. Quand le malade prendra un nouvel aliment, on fera l'analyse, et s'il fait augmenter l'albumine, on le rejettera; au contraire s'il n'a pas d'influence sur la quantité de celle-ci, on l'adoptera, et en procédant ainsi avec méthode on arrivera à dresser pour chaque malade une sorte de menu dont il ne devra pas s'écarter.

A côté de quelques aliments qui sont nuisibles à tous les néphritiques, la plupart des

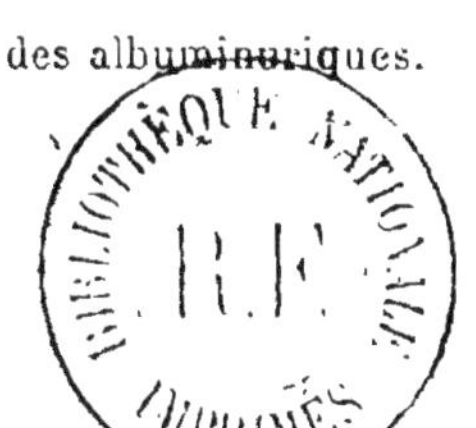

aliments tolérés relèvent de prédispositions individuelles et sont variables suivant chaque malade.

Mais une fois que le malade sait ce qu'il peut manger et boire, il ne doit pas s'enfermer dans la quiétude et croire la question résolue. Il doit continuer à être l'objet d'examens fréquemment renouvelés, car il est habituel que tel aliment bien toléré pendant quelque temps devienne tout à coup nuisible, sans que l'on puisse en trouver la cause, et dès lors l'augmentation de l'albumine, ou une diminution dans la dépuration urinaire sont les signes précurseurs d'accidents graves que l'on peut détourner lorsque l'aliment devenu nuisible est dépisté à temps.

Nous sommes aussi amenés à formuler d'une façon générale quels sont les aliments permis, et ceux que l'on doit défendre aux néphritiques albuminuriques, en général bien entendu, ces règles comportant de nombreuses exceptions individuelles.

CHAPITRE III

Le régime alimentaire.

Cet ouvrage étant écrit dans un but pratique, nous laisserons systématiquement de côté toutes les discussions théoriques. Le lecteur rencontrera dans les traités spéciaux la teneur des aliments en azote, etc. Ce n'est pas avec des chiffres qu'on traite les malades, mais avec les données de l'observation clinique judicieusement appliquée.

Qu'un physiologiste pèse chaque jour la quantité de pain, de viandes, de légumes absorbés par un malade, qu'il recherche la composition chimique de chaque aliment, et qu'il évalue ainsi la ration d'entretien, c'est là certes un travail fort intéressant, et ces recherches n'ont pas peu contribué à établir le régime des albuminuriques tel que nous le prescrivons.

Mais en clinique ce procédé recommandé par

quelques auteurs n'est pas applicable; d'abord on ne trouve pas aisément de malade assez docile pour peser avec exactitude ses aliments, ni de médecin qui se prête à faire chaque jour le calcul de ce que le malade, suivant son menu, doit absorber d'azote, d'hydrogène, etc.

Mais si la balance et le calcul ne servent pas de base à prescrire la quantité de nourriture que le malade doit prendre, quelle sera la mesure de l'évaluation? Est-ce l'appétit du patient? Souvent le malade a peu d'appétit et il ne mange pas assez. Le médecin devra donc se renseigner sur ce point; quand l'appétit fait défaut il a le devoir de le stimuler. Fréquemment la diminution de l'appétit résulte d'un certain degré d'embarras gastrique déterminé par l'usage prolongé du lait. Il suffira dans ces conditions de donner un purgatif salin pour faire disparaître cette cause. Si le malade éprouve un grand dégoût pour le lait, on peut sans inconvénient le supprimer pendant quelques jours, et le remplacer par du képhir ou du lait d'ânesse, ou de l'eau, ou du thé léger; souvent l'appétit renaît sans qu'on ait besoin de recourir aux préparations de quinquina ou de gentiane.

En général les malades pèchent plutôt par l'excès contraire, c'est-à-dire par une exagération de l'appétit. Souvent ils ont faim, mais parfois leur besoin de prendre une grande quantité de nourriture est psychique et résulte de leur raisonnement. Se sentant faibles et réellement affaiblis par le régime lacté, ils veulent réagir et s'imaginent qu'en s'incorporant beaucoup d'aliments, ils retrouveront rapidement leurs forces. Mais ils rencontrent une pierre d'achoppement dans l'état de leur estomac, qui, par le régime lacté, a perdu momentanément une partie de ses capacités digestives, et c'est pourquoi le malade qui recommence à prendre des aliments après le régime lacté est souvent pris d'indigestion.

Quelquefois il s'agit de troubles digestifs avec malaises, sensation de lourdeur au creux de l'estomac, et le malade comprend qu'il a été trop vite, mais plus souvent les symptômes de dyspepsie sont moins accentués, et la dyspepsie latente s'établit beaucoup plus redoutable, car le malade ne s'en aperçoit pas. C'est au médecin à la dépister.

Sous l'influence de cette dyspepsie latente les aliments séjournent plus longtemps dans l'estomac; il en résulte une élaboration anormale des produits de la digestion, des fermentations et toute une série de décompositions qui constitue pour le brightique toute la gamme de l'auto-intoxication prélude de l'urémie.

Le choix des aliments est certes un point capital, mais la *quantité* de substances alimentaires est fort importante : il faut tout d'abord que chaque malade ne prenne qu'une quantité d'aliments en rapport avec sa capacité digestive, et d'autre part, d'une manière générale, il convient de lui recommander de prendre le nécessaire pour sa ration d'entretien.

Alors même que la digestion s'opère normalement, une trop forte proportion d'aliments prise dans le but de fortifier le malade peut devenir nuisible par un autre mécanisme.

Tout d'abord, en imposant à ses organes un surcroît de travail pour la digestion il fatigue son organisme sans profit, puisque ses éléments ne sont aptes à fixer qu'une certaine quantité de substances qui ne peut pas être dépassée; le surplus est éliminé et la fonction rénale qui a déjà de la peine à suffire à sa tâche se trouve de ce fait obligée de pourvoir avec plus d'intensité à la dépuration urinaire. C'est là une cause de fatigue pour le rein, qui se congestionne facilement sous l'influence de cet hyperfonctionnement, et c'est par ce mécanisme que la suralimentation devient une cause d'aggravation rapide dans l'état des malades.

Du choix des aliments. — PREMIER RÉGIME. — Lorsque le médecin juge à propos de ne plus appliquer le régime lacté rigoureux, quels sont les premiers aliments à conseiller?

On a beaucoup discuté au sujet de l'usage des *œufs*. Les observations des cliniciens étant contradictoires, il me semble que pour trancher la question il suffit de rechercher si l'absorption de plusieurs œufs peut augmenter l'albumine. Pour ma part, je n'ai jamais constaté une action nuisible des œufs, et avec M. le professeur Tessier (de Lyon) je pense que non seulement ils peuvent être autorisés, mais qu'ils constituent un aliment de choix. On commencera par prescrire un œuf à la coque, puis on augmentera progressivement jusqu'à 5 et 6 œufs par jour. On ajoutera bientôt à ces aliments la *semoule*, le *tapioca*, le *vermicelle fin*, les *macaronis minces*, les *nouilles*. Toutes ces substances peuvent être cuites dans du lait. Mais on peut également les cuire à l'eau en ajoutant du sel et un jaune d'œuf.

On pourra étendre le régime en y joignant des *crèmes au café*, à la *vanille*, au *caramel* et des substances farineuses, parmi lesquelles les plus recommandables sont le *riz*, les *pommes de terre*, les *pois*, les *lentilles*.

On intercalera tous les deux jours des légumes comme la *laitue*, la *chicorée*, la *romaine*; enfin, quand ces aliments sont bien tolérés, on terminera les repas par du dessert sous forme de *fruits cuits* et de *fromages frais* non fermentés.

Tel est le premier régime qui doit succéder au régime lacté; suffisamment varié, il peut être aisément supporté par les malades les plus récalcitrants et il renferme assez d'aliments nourrissants pour réparer les forces du malade. Il a le grand avantage de ne pas irriter le rein.

Le choix des *boissons* est très important; il va sans dire qu'on ne saurait trop insister sur le lait; mais nous avons indiqué de nombreuses causes nécessitant de le suspendre. La meilleure boisson pour l'albuminurique, c'est l'eau pure, et fraîche. Beaucoup de gens par préjugé ne peuvent ou ne veulent pas boire d'eau; elles accusent ce breuvage d'être fade, de les délibiter, etc.; on prescrira avec avantage à ces personnes de prendre certaines eaux minérales, comme l'*eau d'Evian*, de *Vittel*, parfois l'*eau de Vichy*, l'*eau de Pougues*, etc. Le *thé léger*, une cuillerée de *café* dans un verre d'eau, ou d'*extrait de malt* permettent de varier le breuvage; enfin je recommande parfois une boisson dont j'ai étudié l'action sur les enfants pendant la croissance, et dont la haute valeur nutritive constitue une boisson alimentaire tonique : la *décoction de céréales* doit être préparée chaque jour chez soi, fraîchement, car elle fermente rapidement, étant un excellent bouillon de culture pour les microbes de l'atmosphère; voici la formule de sa préparation :

Blé, orge, avoine, seigle, maïs, son, 2 cuillerées à soupe de chaque dans un litre d'eau. Faire bouillir 3 heures de manière à obtenir un litre de boisson. Laisser refroidir et passer au tamis fin[1].

DEUXIÈME RÉGIME. — Je désigne ainsi le régime qui doit succéder au régime précédent longtemps suivi, en supposant que l'état du malade s'améliore, ou au moins qu'il reste stationnaire. Certains brightiques ne devront *jamais* en faire usage. La plupart n'en useront que d'une manière intermittente, alors même qu'aucun symptôme fâcheux ne les y oblige; c'est là en tout cas une manière d'agir prudente. Souvent, je prescris ce

1. Pour l'action physiologique des décoctions de céréales, consulter le mémoire que j'ai publié à ce sujet : *Croissance expérimentale à l'aide des décoctions de céréales*, Paris, 1895, Félix Alcan, éditeur.

régime systématiquement pendant cinq ou six jours — puis, je remets le malade au régime lacté pendant deux ou trois jours — afin de ne pas faire perdre le contact du régime lacté absolu. J'ai remarqué qu'en agissant ainsi sans attendre les indications, mais méthodiquement, on pouvait faire supporter des quantités plus fortes de nourriture sans craindre les inconvénients signalés précédemment. Comme on doit supposer que la dépuration urinaire est insuffisante, on peut éluder ses fâcheux effets en les prévenant.

Les aliments qui constituent le deuxième régime sont ceux qu'on peut ajouter au premier régime. Quelles sont les *viandes* dont on peut autoriser l'usage?

En les classant dans l'ordre de ce que je considère comme leur digestibilité plus ou moins facile, je mets en première ligne la *cervelle de mouton* cuite dans l'eau salée, puis le *poulet rôti à la broche*, les *côtelettes d'agneau* ou la *selle d'agneau*, le *jambon*.

Depuis que M. Gaucher a démontré les effets funestes du bouillon de viande, et qu'il a qualifié cette substance de « solution de poisons », je recommande à mes malades de s'en abstenir, mais comme le potage est un de ces dogmes sociaux sans lequel un dîner est toujours incomplet, pour sacrifier au préjugé, je tourne la difficulté en permettant de faire des soupes avec du *bouillon végétal*. J'entends par là une décoction prolongée de légumes, carottes, navets, et à laquelle on ajoute un jaune d'œuf, et dans laquelle on fait cuire des pâtes d'Italie ou de la semoule; — enfin, je recommande le *bouillon de poulet* — fait à l'aide d'une poule bouillie, ou plus simplement avec ses abatis.

Pour le *poisson* mon opinion est radicale; tout malade atteint de néphrite albuminurique doit s'en abstenir d'une manière absolue. Pour être aussi catégorique, je me fonde sur des considérations cliniques et sur les démonstrations expérimentales.

Depuis que mon maître M. Potain a appelé mon attention sur ce fait que le poisson augmente l'albuminurie des brightiques dans une proportion très notable, j'ai constamment vérifié ce fait clinique.

Quant aux preuves expérimentales, elles m'ont été données par des recherches que j'ai entreprises dans le laboratoire de M. Potain.

J'ai étudié avec M. Potain quel était le degré de toxicité de l'urine en suivant la méthode de

M. Bouchard par injection de l'urine dans le système veineux du lapin. Je ne l'ai pas recherchée chez les albuminuriques, ce qui aurait trop compliqué la question; j'ai cherché à résoudre ce problème physiologique chez l'homme sain. Sans entrer dans le détail de ces expériences, je dirai simplement le résultat intéressant le sujet que je traite.

L'urine acquiert son *minimum de toxicité* sous l'influence du régime lacté absolu. Le *maximum de toxicité* s'observe à la suite de l'ingestion de poisson.

Tel est le fait physiologique qui corrobore ce que l'observation clinique avait démontré.

La raison de cette toxicité paraît résider surtout dans la formation rapide d'alcaloïdes résultant de la putréfaction qui s'opère très vite. Par la refrigération dans la glace et par certains artifices, les alcaloïdes odorants de la fermentation cadavérique ne se produisent pas, si bien que les poissons ont tous les caractères extérieurs de la fraîcheur la plus parfaite. Mais s'ils sont frais pour la cuisinière et la maîtresse de maison, ils ne le sont pas pour le physiologiste, et le rein du brightique est un réactif autrement sensible que l'odeur de l'animal, ou la limpidité de son œil.

On pourrait me faire observer qu'il est sans inconvénient alors de manger des poissons dans les ports de mer. Je ne le conseille pourtant pas aux malades; d'abord parce que les poissons séjournent souvent douze, quinze heures et plus dans les bateaux de pêche. C'est plus qu'il n'en faut pour que la décomposition cadavérique se produise. Puis, en général, les pêcheurs ne vendent pas leur poisson, ils l'expédient. Ceux que l'on trouve dans les ports de mer sont le rebut qui ne vaut pas la peine d'être expédié, car « il ne supporterait pas le voyage » et quant au beau poisson, c'est un lieu commun de table d'hôte que de dire qu'il revient de Paris.

Les *légumes* jouent un rôle important dans ce régime; il en est de même des céréales.

Le *pain* est un excellent aliment quand il est bien toléré; il est souvent nuisible et provoque de la dyspepsie uniquement à cause de son mode de préparation défectueuse dans les grandes villes, et en particulier à Paris, où il est difficile de trouver du pain bien préparé. En général, il n'est pas assez cuit — et renferme une forte proportion d'eau; — dans ces conditions, il subit des fermentations gastriques qui troublent la digestion. On recommandera donc de ne pas manger de mie de pain, ou de prendre du pain grillé; les biscottes, les pains de légumine, peuvent alterner avec le pain bien cuit.

On insistera sur les *farineux*, crèmes de *riz*, d'*orge*, de *maïs*; on en fera des potages au lait ou des gâteaux. On surveillera avec soin l'estomac, qui se montre quelquefois intolérant pour ces aliments; il en sera de même pour l'usage du *beurre frais*, qui ne sera autorisé que lorsqu'il n'y aura aucun signe de gastropathie.

Les fruits seront pris en petite quantité, d'abord cuits, puis au bout de quelque temps crus. On commencera par la pêche, le raisin, les pruneaux, les abricots, les mirabelles, les reines-claude, les bananes, les dattes.

Aliments nuisibles. — Je viens d'indiquer les principaux aliments que les albuminuriques pourront prendre sans inconvénient, à moins de contre-indications personnelles.

Il m'est impossible de passer en revue tous les aliments comme dans un livre de cuisine, et on pourrait croire qu'un grand nombre parmi les substances alimentaires non mentionnées peuvent être prises impunément; il n'en est rien, et c'est pourquoi je réunis dans un paragraphe particulier quelques aliments d'un usage courant et qui sont en général nuisibles.

Tout d'abord vient le *bouillon* de viande; donc pas d'autres soupes que les potages au lait, les bouillons de légumes, et parfois le bouillon de poulet. Les *poissons* seront déconseillés pour les raisons indiquées au chapitre précédent.

Les poissons les moins nuisibles sont les poissons fraîchement pêchés : le merlan, la morue, le cabillaud, les sardines fraîches et grillées, la carpe, les huîtres, les moules.

Par contre, le saumon, le homard, le caviar, la sole, doivent être toujours bannis de la table de tout albuminurique brightique.

Parmi les *viandes*, le *veau*, malgré sa dénomination de viande blanche légère, sera défendu; il détermine fréquemment des indigestions et des intoxications. Le *bœuf* est un aliment excitant; si on autorise le malade à en manger, il faut que cet usage soit rare et que cette viande soit rôtie ou braisée. En général, je conseille de s'en abstenir.

Le *gibier* tout frais ne présente pas grand inconvénient, mais il est dans les usages de la gastronomie de le manger en voie de putréfaction. C'est donc un aliment qu'il faut défendre.

M. Teissier recommande vivement le *rognon* de mouton, qui renfermerait un extrait dont les propriétés sont antitoxiques. « Mais, ajoute-t-il, il convient que le rognon soit peu cuit, simplement grillé, et non assaisonné en ragoût ou avec des épices dont les propriétés excitantes deviendraient alors préjudiciables. » Par contre, il proscrit les tripes à la mode de Caen et le boudin.

Parmi les légumes, il en est quelques-uns dont l'usage est contre-indiqué, tels sont : les *choux*, la *choucroute*, les *asperges*, les *champignons*, le *cresson*. Il en sera de même des *épinards* et des *artichauts*, des *truffes*, de l'*oseille*, des *tomates*, de la *rhubarbe*.

Si les fromages frais sont sans inconvénient, et peuvent même être utiles, par contre les fromages fermentés sont souvent toxiques. On défendra même le *fromage de gruyère*. Il va sans dire que le roquefort est formellement interdit.

Parmi les fruits, on recommandera de s'abstenir de groseilles, d'oranges et de fruits très acides en général, l'acide malique pouvant avoir une action irritante sur le rein.

Nous nous sommes déjà étendu sur les boissons que l'on peut donner aux albuminuriques, lait, eau, décoction de céréales, thé léger, etc. Parmi les boissons défendues, l'*alcool* occupe le premier rang. Le *vin rouge* augmente rapidement la proportion d'albumine; le vin blanc serait un peu moins nuisible. Le *cidre* doit être formellement interdit. La *bière* est un excitant du rein, on n'autorisera que l'usage d'un *extrait de malt* à la dose d'une cuillerée à café dans chaque verre d'eau.

CHAPITRE IV

Hygiène générale.

Dans ce chapitre j'étudierai les soins hygiéniques des albuminuriques en relation avec le monde extérieur, c'est-à-dire les vêtements, l'hygiène de l'habitation et les modes de chauffage, l'hygiène de la peau, les exercices musculaires, les conditions atmosphériques dépendant de la température, du climat, de l'altitude et enfin l'action des eaux minérales.

A. *Vêtements.* — Ce que l'albuminurique doit éviter par-dessus tout, c'est le refroidissement brusque. — J'ai souvent constaté que des brightiques qui supportaient bien leur lésion et menaient l'existence de tout le monde, pouvaient être pris brusquement d'accidents graves à la suite d'un refroidissement. — On ne doit pas confondre le froid avec le refroidissement. L'action du froid n'est pas nuisible en elle-même tant que le malade réagit bien par ses vaso-moteurs. Mais pour peu que cette réaction ne se produise pas, l'impression du froid détermine une vaso-constriction des capillaires de la peau ; il résulte de ce spasme, un refoulement du sang vers les organes profonds, c'est-à-dire le premier stade de la congestion, caractérisé par l'hyperhémie. Si cette action est passagère, le phénomène reste à l'état physiologique, et sans conséquence fâcheuse, mais s'il est persistant, l'affluence d'une grande quantité de sang dans les viscères modifie la circulation et la nutrition locale, ce qui permet aux agents pathogènes actifs d'entrer en ligne. C'est ainsi que du refroidissement peuvent naître la pneumonie, la congestion pulmonaire, le rhumatisme par auto-infection, etc. Le refroidissement agit encore d'une autre manière : il détermine des réflexes vasculaires et trophiques, et l'action du système nerveux vient s'ajouter aux phénomènes congestifs. Mais chaque individu localise son refroidissement suivant ses prédispositions individuelles : c'est pourquoi si plusieurs personnes, en sortant d'une chambre bien chauffée, sont brusquement exposées à un courant d'air froid, l'une prendra un rhume de cerveau, l'autre une fluxion de poitrine, une troisième un rhumatisme, une quatrième une névralgie; s'il se trouve un brightique parmi elles, celui-là aura une congestion rénale, et une poussée de néphrite aiguë. Tout organe en souffrance est une prédisposition à la maladie; le froid, cause efficiente, est l'agent pathogène déterminant. — Donc tout albuminurique doit prendre toutes les précautions possibles pour éviter le froid; les recommandations concernant les vêtements ne sont donc pas négligeables.

Il faut que les vêtements soient chauds, sans être lourds. Il n'est pas rare qu'après ces recommandations médicales les malades tombent dans l'exagération. Sous prétexte de ne pas s'exposer aux refroidissements, ils accumulent sur eux plusieurs chemises, des gilets de laine; cette manière d'agir peut précisément être la cause du refroidissement. Car trop souvent, dans les chambres bien chauffées, ils arrivent aisément à l'état de transpiration, et s'ils sortent par le froid, la sueur refroidie est une cause de refroidissement de la peau. On recommandera donc aux albuminuriques d'être bien couverts, mais pas trop, et de mettre des pardessus bien chauds quand ils sortent au froid.

Chaque jour avant de sortir le brightique devra

consulter un thermomètre exposé à l'air du dehors, et il réglera ses vêtements suivant les indications thermométriques. Il arrive trop souvent que l'on se fie à la saison, et sous prétexte qu'on est au mois de juillet, on ne veut pas mettre ses habits d'hiver, même lorsque le thermomètre est à 13° ou 14° et que le vent du nord souffle avec intensité. C'est fréquemment dans ces conditions que les accidents surviennent.

Mais il ne faut pas seulement craindre le froid; la chaleur est une des causes les plus fréquentes de refroidissement. Cela paraît paradoxal au premier abord; cependant en observant les faits cliniques de près, on reconnaît que les refroidissements sont plus fréquents en été qu'en hiver; le fait est bien démontré pour le rhumatisme; cela se conçoit aisément si l'on songe que l'on se défend aisément contre le froid en hiver, tandis qu'en été, par les fortes chaleurs, alors que l'air lourd incommode les mal portants plus que les autres, on recherche la fraîcheur, qui procure au premier moment une sensation agréable, mais dont l'effet dangereux peut se manifester chez les prédisposés.

Le choix des vêtements est donc un point essentiel dans l'hygiène des albuminuriques, les accidents les plus graves pouvant survenir à la moindre faute.

Le froid aux pieds est une cause très fréquente de refroidissement; on luttera donc contre cette cause de complication en mettant des bas et des chaussures appropriées à la saison et au temps. On n'hésitera pas, par les temps de pluie, de re-afin commander le port des caoutchoucs aux pieds, d'éviter le refroidissement qui survient forcément quand on patauge dans l'eau froide qui recouvre les trottoirs bitumés de nos villes.

B. *Hygiène de l'habitation.* — La température moyenne de la chambre d'un albuminurique doit être de 17° centigrades. Il devra donc habiter de préférence des chambres exposées au midi et dans lesquelles le soleil pénètre pendant plusieurs heures dans la journée.

La température de la chambre sera réglée par l'exposition au soleil, et on la relèvera en faisant du feu.

Le système de chauffage, si important dans l'hygiène générale, est encore plus important pour l'albuminurique. On sait qu'il est constamment guetté par « l'empoisonnement du sang » ; celui-ci est empoisonné par l'insuffisance de la dépuration urinaire et la rétention des matières excrémentitielles; l'hygiène et la thérapeutique visent cette indication. Mais les poisons peuvent être apportés par l'air atmosphérique. Chez le brightique les globules du sang ne sont pas normaux, ils sont altérés par les modifications chimiques du sérum; de là les phénomènes d'anémie qui traduisent les souffrances des éléments du sang. Dans ces conditions les échanges gazeux pulmonaires sont modifiés, et pour peu que l'air atmosphérique renferme de l'oxyde de carbone, dont on connaît l'affinité élective pour les globules sanguins, la dystrophie globulaire se trouve rapidement portée au degré qui réalise l'intoxication. C'est cette considération qui fait que l'on prescrit aux albuminuriques des inhalations d'oxygène. Le brightique doit faire disparaître cette cause d'intoxication qui peut résulter du mode de chauffage et d'éclairage, et de l'action de l'air confiné. Il devra donc s'inquiéter plus que tout autre de son procédé de chauffage et de la ventilation.

Il n'existe pas de moyen de chauffage plus funeste que les poêles mobiles à combustion lente. Ils déterminent toutes les formes de l'intoxication depuis les formes suraiguës, où l'on trouve les individus tués chez eux en quelques heures jusqu'aux formes lentes et chroniques où le poison est versé par petites quantités, mais continuellement. On sait que ces petits appareils qui fonctionnent à la grande satisfaction de leur possesseur, peuvent brusquement par un simple changement dans l'état atmosphérique ne plus tirer, et sans qu'aucune odeur n'en révèle la présence, projeter des quantités énormes d'oxyde de carbone dans les appartements. Que les personnes qui recourent à ce chauffage commode, deviennent malades ou meurent, c'est leur affaire, car elles sont aujourd'hui bien prévenues du danger de ces appareils; mais ce qui est plus grave, c'est que sans éprouver les fâcheux effets de leur poêle mobile, elles peuvent envoyer chez leur voisin les gaz toxiques émanés par leur appareil. Cela arrive quand il existe des fissures dans les cheminées adossées, ou lorsque deux tuyaux sont contigus au niveau du toit. Pour peu que le vent pousse les gaz vers le tuyau qui affleure, et qu'il n'y ait pas de feu dans la cheminée dont il émane, les gaz sont versés comme un liquide dans cette cheminée et se répandent dans l'habitation, sans qu'on puisse soupçonner une semblable cause d'empoisonnement, que rien ne peut faire reconnaître.

C'est là une cause très fréquente d'aggravation de l'état des malades, qui souffrent beaucoup plus de cette intoxication s'ils restent chez eux pour se soigner, alors que leur entourage qui sort n'est pas incommodé.

Tout brightique qui veut éviter cette cause de complication doit s'inquiéter de son mode de chauffage, et faire une enquête sur celui de ses voisins. — Le meilleur mode de chauffage est celui que donne une cheminée où l'on fait brûler du bois. Le chauffage par l'eau chaude. ou par la vapeur sont d'excellents moyens.

Les grands poêles en faïence, comme ceux que l'on rencontre dans les pays du Nord, remplissent toutes les indications. Mais il n'est pas dans les usages, en France, de lés utiliser.

Sous prétexte que les architectes ont décrété qu'il ne faisait jamais froid dans notre pays, nous nous trouvons enfermés dans ce dilemne : ou se refroidir chez soi, ou être intoxiqué. Nous avons indiqué le moyen d'échapper à ces éventualités ; mais je ne me dissimule pas qu'il n'est pas toujours réalisable. Le calorifère, avec son air sec et l'oxyde de carbone qu'il projette toujours en quantité variable, est un détestable moyen de chauffage. M. Gréhant vient d'en donner récemment la démonstration dans une communication à l'Académie des sciences.

Lorsqu'un albuminurique a résolu le problème de ne pas respirer d'oxyde de carbone provenant de sa cheminée, il n'a pas encore écarté toutes les causes d'intoxication par l'air.

C'est qu'en effet il fabrique lui-même de l'air confiné capable de l'empoisonner rapidement, sans compter les produits nuisibles, émanation des objets, et des procédés d'éclairage — surtout du gaz — dont il doit éviter l'emploi.

C'est la ventilation qui remplit cette indication. Il faut qu'elle assure l'élimination des déchets de l'exhalation pulmonaire et cutanée ainsi que des modes de chauffage et d'éclairage

Admission d'air neuf et expulsion de l'air vicié, telle est la donnée du problème.

La ration d'air varie suivant les conditions suivantes : marche des fourneaux, capacité du local, durée du séjour, importance de la surface d'aération naturelle, c'est-à-dire des fissures des fenêtres et des portes, température du local, disposition des orifices d'admission et d'extraction, température de l'air introduit.

Un facteur important à considérer est la pureté de l'air. Or, dans un grand nombre d'habitations l'air qui sert à la ventilation est déjà un air confiné. Je conseille l'usage d'un ventilateur qui consiste dans l'application, au niveau du carreau supérieur des fenêtres, d'un carreau mobile qui, à l'aide d'une charnière fixée à la partie inférieure, peut être attiré en dedans. De chaque côté une plaque de verre ou de tôle fixée au châssis du carreau mobile oblitère les parties latérales. L'ouverture est réglée à l'aide d'un cordon de tirage. Lorsque le carreau est ouvert, l'air extérieur, en pénétrant, vient frapper le plafond. Ce système, d'une installation très simple, met à l'abri des courants d'air directs et assure une ventilation constante. On le réglera suivant la température extérieure et celle de la chambre.

Convient-il de faire fonctionner ce ventilateur la nuit? Je pense que chez les brightiques le renouvellement incessant de l'air ne peut avoir qu'une influence favorable. Mais comme ce procédé peut exposer aux refroidissements de la nuit, certaines précautions me paraissent indispensables.

Tout d'abord un écartement d'un ou deux centimètres me paraît suffisant pour la nuit; on fermera par-dessus la fenêtre les grands rideaux. De la sorte l'air frais se répand dans l'espace compris entre la fenêtre et la face externe des rideaux. Il en résulte que l'air ne pénètre dans la chambre que par la périphérie des rideaux ; il se trouve donc bien tamisé. Mais, outre cela, le brightique sera chaudement couvert dans son lit. Par les temps froids il aura aux pieds un sac d'eau chaude en caoutchouc. Il portera des vêtements de nuit bien ajustés en laine ou en flanelle, et de plus il aura la tête couverte. En somme il faut qu'il soit au chaud, et que sa figure seule soit exposée à l'air. Dans ces conditions l'aération devient un mode d'hygiène thérapeutique adjuvant pour le traitement des albuminuriques.

C. *Hygiène de la peau.* — La suppléance théorique d'ailleurs entre le rein et la peau, donne à ce chapitre quelque importance. Ces deux organes ont des fonctions qui présentent une certaine analogie en ce sens que tous deux sont des voies d'élimination pour les déchets de l'organisme. Mais je considère cette manière de voir comme une vue de l'esprit et non pas comme une vérité physiologique.

La peau est avant tout l'organe qui nous met en rapport avec le monde extérieur ; c'est par elle que l'atmosphère nous impressionne ; par ses papilles nombreuses on peut l'envisager comme l'épanouissement périphérique du système nerveux ; elle est le point de départ des sensations et des réflexes, mais elle réagit à son tour, et par ses glandes sudoripares elle est le plus grand régulateur thermique du corps. C'est donc là sa véritable fonction, et si la sécrétion des glandes sudoripares renferme des produits d'excrétion, cette action est accessoire et ne saurait être mise en balance avec la fonction dépuratrice du rein. Aussi lorsqu'en cas d'insuffisance urinaire, on s'efforce de provoquer une sudation abondante sous le prétexte que la sueur va suppléer le rein, cela me paraît une déduction tout au plus logique, mais que la physiologie et la clinique réprouvent.

Cependant la peau joue un rôle important chez l'albuminurique, mais ce n'est pas celui que je viens d'indiquer. Elle est souvent le siège d'une sensibilité exagérée, et cette hyperesthésie se traduit par des démangeaisons parfois assez marquées, par une sensibilité très vive au froid, par une grande impressionnabilité qui se traduit par des réflexes, qui aboutissent souvent au poumon pour y déterminer de la congestion pulmonaire, de l'œdème du poumon, des pleurésies qu'on qualifiait d'hydrothorax. L'aboutissant le plus fréquent à ces réflexes, c'est le rein, et la congestion rénale en est l'expression clinique la plus objective. D'autre part, le régulateur thermique fonctionne mal. L'albuminurique a généralement le teint pâle, et cette coloration semble due vraisemblablement à l'état spasmodique permanent des capillaires de la peau ; — de là également la sécheresse de la surface cutanée.

La peau est un des organes sur lesquels le brightisme marque de bonne heure son empreinte, et ses troubles peuvent être l'origine de complications graves. Elle doit donc être l'objet d'une hygiène thérapeutique attentive.

Mais il est deux faits de physiologie pathologique que le clinicien doit avoir présents à l'esprit. C'est que : 1° les frictions sur la peau, surtout les frictions sèches, peuvent faire apparaître l'albuminurie, chez des individus non albuminuriques normalement et augmenter la quantité d'albumine chez les brightiques ; 2° le séjour dans les bains chauds prolongés peut être également une cause d'albuminurie transitoire. Il résulte de ces faits une certaine difficulté pour savoir quels sont les soins d'hygiène cutanée que l'on doit prescrire, car les frictions et l'emploi de l'eau sont les principaux moyens d'influencer la surface cutanée.

Je conseille donc, à l'encontre de quelques cliniciens, de ne pas faire aux malades de frictions sèches, au gant de crin. Je préfère les frictions légères au gant de flanelle imbibé d'un peu d'eau de Cologne ou d'eau-de-vie de lavande.

La balnéothérapie présente plusieurs cas à considérer et exige un grand tact clinique, car elle peut constituer non seulement un traitement hygiénique, mais encore une véritable méthode thérapeutique.

La difficulté réside dans le point suivant : en plongeant un albuminurique dans l'eau on influence toute sa suface vaso-motrice cutanée; il en résulte momentanément au moins, une action spasmodique périphérique généralisée, une augmentation passagère de la pression vasculaire des organes profonds et en particulier du rein produisant une action favorable qui est la diurèse. Nous verrons en étudiant les néphrites aiguës, que c'est là un moyen thérapeutique de premier ordre dans l'albuminurie des affections aiguës. Mais quand il s'agit d'un rein dont le champ d'élimination est déjà rétréci par la sclérose et par les dégénérescences épithéliales, cette hyperémie passagère produite par la balnéation peut ne pas être suivie de la réaction rapide normale, et dès lors cette hyperémie devient le premier stade de la congestion rénale. Aussi n'est-il pas rare d'observer des phénomènes d'urémie apparaissant après un bain, sans compter que les refroidissements sont plus faciles, lorsque la peau a subi le contact de l'eau.

Faut-il donc défendre les bains aux albuminuriques? Je ne le pense pas, mais je considère comme prudent de faire précéder la balnéothérapie par un traitement hydrothérapique à l'aide de l'eau chaude sans pression, afin d'éviter l'action trop excitante de la percussion.

Les vaso-moteurs des albuminuriques réagissent mal, il faut donc précisément faire leur éducation, et cette gymnastique vasculaire s'obtient par des pratiques hydrothérapiques méthodiques bien étudiées par M. Beni Barde. Les douches ne seront données que par un médecin, et non pas livrées aux inspirations d'un doucheur, même quand sa réputation est bien établie. C'est qu'en effet on doit faire varier la température de l'eau, la pression, la durée de la douche, suivant le mode de réaction du malade, suivant l'état de l'atmosphère, suivant l'état momentané de son organisme. Il s'agit donc d'une hydrothérapie très douce et sagement dirigée. Si l'albumine augmente à la suite de ce traitement, il faut l'interrompre, quelquefois même l'abandonner.

En général, la technique qui convient à la plupart des malades consiste à prendre des douches avec la pomme d'arrosoir à une température constante pendant toute la durée de la douche de 37°.

Puis le médecin doucheur tâtonnera pour savoir s'il doit élever la température, ou l'abaisser.

Ce qu'il doit chercher à obtenir, c'est la réaction ; or elle peut s'obtenir aussi bien par le chaud que par le froid. En élevant progressivement la température, il se produit une vaso-dilatation des capillaires cutanés, et l'afflux sanguin périphérique dégage les organes profonds ; le même résultat peut être obtenu par une température plus froide, mais alors la réaction entre en jeu.

En principe les albuminuriques brightiques ne doivent pas prendre de douches froides ; des douches dont la température est progressivement refroidie sont souvent suivies d'un effet salutaire ; la température ne devra jamais s'abaisser au-dessous de 25°. La douche écossaise est la forme qui convient souvent le mieux ; elle se terminera par l'aspersion des membres inférieurs, avec l'eau fraîche, on devra toujours éviter de doucher la région lombaire.

Lorsque ce traitement a été bien dirigé, on peut obtenir une amélioration considérable dans les fonctions cutanées; le malade devient moins sensible au froid et il réagit bien aux différences de température, ce qui le met mieux à l'abri des refroidissements.

Quant aux bains, les albuminuriques peuvent certainement en prendre, mais en s'entourant, surtout l'hiver, de grandes précautions. Le mieux sera de les prendre chez soi, d'une durée de dix à quinze minutes, et à une température de 36°. Le thermomètre de la chambre marquera 20°. Il est prudent aussitôt en sortant de l'eau de s'envelopper de peignoirs bien chauds et de se mettre dans un lit chauffé jusqu'à ce que la peau ait repris sa température normale. Quant aux bains d'eau minérale, ils seront étudiés dans un chapitre plus loin.

L'emploi des étuves sèches me paraît nuisible chez les brightiques. Sans doute il est utile de produire la sudation, c'est un procédé d'excrétion qui régularise les fonctions cutanées. Mais pour peu que la sudation soit abondante, elle diminue la diurèse, effet funeste. D'autre part, la respiration dans un air surchauffé accélère les mouvements respiratoires et les battements du cœur, ce qui détermine des modifications dans la pression artérielle, et les syncopes et même l'hémorragie cérébrale peuvent survenir.

Quant aux bains de mer ils sont rigoureusement interdits.

D. *Des exercices musculaires.* — Ce sujet est en général fort écourté dans les ouvrages des auteurs qui se sont occupés du traitement des albuminuriques, c'est à peine si on lui consacre quelques lignes. Il me semble que cette question mérite d'être étudiée avec un peu plus de développement, car elle constitue un des points importants de l'hygiène des brightiques. C'est qu'en effet les cliniciens oscillent entre deux prescriptions extrêmes : les uns, dans le but d'éviter toute fatigue, recommandent un repos aussi complet que possible ; les autres, au contraire, partisans de l'exercice qui stimule la nutrition, prescrivent l'exercice, en ajoutant de le pratiquer avec modération.

C'est qu'en effet l'influence de l'exercice musculaire est complexe ; elle varie suivant l'âge, le tempérament, les habitudes, la période de la maladie, la température, la nature de l'exercice, etc., etc. Ce sont ces divers facteurs qu'il convient d'envisager.

Les exercices musculaires intéressent l'albuminurique à plusieurs point de vue; ils agissent directement et puissamment sur deux organes importants tous deux lésés chez le brightique : le rein et le cœur.

L'exercice musculaire agit sur le rein de plusieurs manières; d'abord, en activant la circulation, il augmente le fonctionnement de l'appareil rénal. Mais c'est surtout par les éléments de la dépuration urinaire qu'il influence le rein. C'est qu'en effet tout travail musculaire active les échanges organiques et augmente la proportion des déchets de la nutrition, qui deviennent de véritables poisons pour l'organisme; les leucomaïnes provenant de la destruction de la matière azotée sous l'influence du mouvement, sont projetées subitement dans la circulation, et si le rein n'est pas à la hauteur de sa mission dépuratrice, l'insuffisance urinaire entre en scène, et l'urémie s'installe avec plus ou moins de brusquerie, suivant que l'auto-intoxication est lente ou rapide.

Ce qui fait que les exercices musculaires peuvent déterminer l'urémie, ce n'est pas seulement par les produits du travail musculaire, mais toutes les fonctions de l'organisme se trouvent suractivées; l'appétit est augmenté; et l'exercice qui est si salutaire chez l'homme bien portant parce qu'il porte à son maximum l'intensité des mutations nutritives, devient la source d'accidents graves : le brightique mange plus abondamment et l'auto-intoxication d'origine alimentaire vient se joindre à celle qui a le travail musculaire pour générateur.

J'ai souvent constaté que des albuminuriques bien portants étaient tombés subitement gravement malades à la suite d'un exercice un peu plus prolongé ou plus intense que ceux qu'ils avaient coutume de faire. En somme le brightique côtoie en permanence la frontière du surmenage, le surmenage étant le résultat de facteurs individuels et proportionnels au degré de résistance de chacun.

L'homme résistant à la fatigue est celui non seulement qui peut produire un fort travail dans un temps donné, mais encore qui élimine avec rapidité tous les déchets résultant de son travail. Quand l'élimination se ralentit, les poisons lents à s'éliminer produisent la fatigue, dont la plus haute expression constitue le surmenage, c'est-à-dire l'intoxication. Or pour l'albuminurique c'est là un danger qui le menace constamment; en y veillant il peut l'éviter. Mais le remède et l'hygiène prophylactique ne résident pas dans le repos comme on serait tenté de le croire ; c'est ce que nous montrerons plus loin.

L'albuminurique s'abstiendra donc de faire des exercices musculaires capables de le fatiguer.

Mais la sensation de fatigue est souvent un guide infidèle. Dans maintes circonstances elle n'est ressentie que quand il est déjà trop tard. Il est une foule de conditions qui empêchent le malade de ressentir la fatigue au moment où elle se produit. J'en ai observé de nombreux exemples. Un brightique grand amateur de chasse se promet de s'arrêter à la moindre fatigue. Entraîné par l'ardeur de la chasse, excité par l'air de la campagne, il chasse toute la journée. On admire sa vaillance : le lendemain il est pris d'une attaque d'urémie. — Tel autre est un bicycliste très exercé ; il sait qu'il doit marcher à une allure modérée, il va lentement. Mais voilà que le temps s'assombrit ; il veut rentrer chez lui avant l'orage qui le menace. Il pédale ferme et retrouve son agilité d'autrefois, il ne sent pas la fatigue ; dans la nuit il est pris de délire. Je me souviens avoir traité à l'hôpital Tenon, alors que j'y étais interne chez M. le professeur Landouzy, un homme robuste de la campagne, albuminurique, qui était venu à

Paris visiter l'exposition de 1889. Sans faire d'écart de régime il avait marché toute la journée, se sentant très bien. En retournant à la gare du chemin de fer le soir, il tombe dans la rue. On l'apporte à Tenon. Je le trouve dans le coma urémique. Je pourrais multiplier les exemples dans lesquels les albuminuriques bien portants ont été assaillis brusquement par l'urémie à la suite d'exercices musculaires, non pas exagérés en eux-mêmes, mais cependant trop prolongés pour eux. S'ils avaient été avertis par la fatigue, en gens prudents ils se seraient arrêtés à temps.

La quantité d'exercice musculaire que peut faire un albuminurique dépend donc d'une évaluation que son médecin peut seul faire, en prenant pour guide non pas la quantité d'albumine, mais le fonctionnement de la dépuration urinaire.

L'élimination des produits de désassimilation n'est pas le seul facteur important à considérer chez le brightique. Fréquemment un exercice musculaire un peu trop intense et ayant nécessité un certain effort fait apparaître une crise de dyspnée ou de l'œdème.

C'est que le brightique n'est pas seulement un rénal; il est en même temps un cardiaque; même lorsque l'affection évolue très lentement, quand elle met des années à parcourir ses différents stades, lorsqu'elle semble stationnaire et arrêtée dans son évolution, la myocardite se développe lentement, les parois du cœur s'épaississent par l'augmentation de volume des fibres musculaires, mais surtout par la surabondance du tissu conjonctif intercellulaire, qui prolifie et dont les éléments s'organisent en se fondant avec les cellules embryonnaires néoformées pour constituer à la longue un tissu d'aspect homogène qui évolue silencieusement vers la sclérose, dont les éléments fibreux étranglent lentement les cellules nobles en entravant leur nutrition. Il en résulte tôt ou tard la dégénérescence; dès lors, la cardiopathie brightique est constituée, et les exercices musculaires ont la plus grande influence sur celle-ci.

Modérés et conduits avec méthode ils peuvent devenir un procédé de traitement pour les troubles cardiaques. Car les fibres musculaires, au lieu de se laisser étrangler, par la sclérose qui les enserre, peuvent se défendre par leur activité propre, et rien ne les aide plus puissamment à la lutte que l'exercice musculaire naturel, comme dans la méthode d'Œrtel.

Mais lorsque l'effort intervient, il retentit aussitôt sur le cœur et se traduit par un signe clinique, l'*essoufflement*. Or, tout travail musculaire qui nécessite un effort a pour effet d'emmagasiner dans les poumons une certaine quantité d'air qui est emprisonnée dans l'appareil respiratoire; pendant tout le temps que le malade prend son point d'appui, la circulation pulmonaire est entravée, et c'est le cœur qui, par un surcroît de fonctionnement, subit le premier effet de l'effort. Il se contracte avec intensité pour vaincre l'obstacle, il se fatigue et se laisse distendre. Dès lors la tare qui était latente devient apparente.

La dilatation cardiaque diminue la pression artérielle; les pressions du système vasculaire sont renversées et le rein en subit le premier contre-coup. L'urémie et l'asystolie se trouvent désormais combinées.

Tandis que les exercices musculaires prolongés sont nuisibles par les auto-intoxications qu'ils déterminent, ceux qui nécessitent des efforts sont dangereux par leur retentissement cardiaque. Quels sont les exercices que le brightique peut être autorisé à faire, lorsqu'il n'a pas d'œdème, et que toutes ses fonctions s'accomplissent normalement?

En première ligne vient la *marche*. C'est là un exercice non seulement permis, mais encore prescrit; on recommandera une promenade à pied le matin d'une heure, et une autre dans l'après-midi. Elle ne devra en général s'exécuter qu'en terrain plat; quant à l'allure, elle doit être modérée. Le brightique devra absolument s'abstenir de courir. Toutes les précautions indiquées au chapitre du vêtement seront bien observées; quant à la température, au vent, et à l'état hygrométrique de l'air, ils seront l'objet de certaines indications. La marche est salutaire pour le rein, car elle détermine une sorte de déplétion des organes centraux, et de plus elle régularise les mouvements du cœur.

L'*équitation* ne sera autorisée que sous certaines conditions. Il faut avant tout que l'albuminurique soit bon cavalier et exercé à l'usage du cheval depuis son enfance pour ainsi dire, qu'il monte un cheval très doux et auquel il est habitué, qu'il trotte et galope fort peu, et à une allure très modérée, que la durée de la promenade n'excède pas une ou deux heures. Enfin cet exercice ne se fera jamais par le froid ou par la pluie.

J'ai remarqué que les brightiques supportaient relativement bien l'exercice du cheval, et j'ai observé plusieurs malades atteints de cardiopathies accentuées qui montaient à cheval, sans que cet exercice parût influencer fâcheusement leur cœur.

Il n'en est pas de même de la *bicyclette*. De tous les exercices c'est celui qui retentit le plus vite et avec le plus d'intensité sur le cœur. Mais cet inconvénient n'existe pas lorsqu'il s'agit d'un individu entraîné de longue date et qui manie avec facilité son instrument. Le vrai danger pour l'albuminurique réside dans la fatigue et dans la vitesse.

On sait quel est cet état d'âme particulier du cycliste, qui par une sorte d'ivresse spéciale, perd la notion du temps et de la distance et se laisse facilement entraîner dans des courses folles. De même lorsqu'on est en compagnie de gens agiles, la vitesse s'accroît insensiblement et sans fatigue apparente. C'est pourquoi les cas de mort subite ne sont pas très rares. Sans doute ils surviennent chez des individus prédisposés. Mais le brightique albuminurique présente la prédisposition morbide à sa plus haute puissance. Il est menacé dans son rein, dans son cœur, dans son poumon, souvent dans son cerveau quand il a de la néphrite interstitielle. Il sera donc prémuni contre les entraînements du cyclisme, et s'il en use, ce sera avec une sage lenteur, toujours en terrain plat.

L'*escrime*, l'*aviron* sont contre-indiqués. J'ai envisagé jusqu'ici les exercices musculaires au point de vue de l'hygiène générale en m'efforçant de prémunir surtout contre leur excès qui peut être très défavorable, mais la question doit être abordée également sous une autre face, car il est des circonstances dans lesquelles les exercices constituent une méthode de traitement.

Le *massage* remplit quelques indications. Lorsque, pour certaines raisons, l'albuminurique est obligé de rester à la chambre, il est utile de ne pas laisser son appareil locomoteur dans l'inaction, et le massage méthodique des muscles empêche ceux-ci de s'atrophier; mais c'est surtout lorsque l'œdème apparaît que le massage peut être un adjuvant utile. Il est tout un chapitre de la gymnastique suédoise consacré aux méthodes de résorption de l'œdème par certains procédés de massage, et qu'on trouvera développés dans les traités spéciaux. Le massage de l'abdomen et du foie est un des moyens que l'on peut employer avec efficacité pour aider à la diminution des congestions passives.

La *gymnastique suédoise* rend également de signalés services dans les formes graves du brightisme avec œdème; on aura recours d'abord aux *mouvements passifs* des membres, qui sous l'influence de ces manœuvres se décongestionnent rapidement. Puis, quand l'amélioration s'accentue, on peut faire des mouvements actifs, dont l'action sur le cœur est souvent très salutaire.

La *méthode d'Œrtel* rend surtout des services quand la cardiopathie entre en scène. Ce système consiste dans une série de marches en montant, où le travail est progressivement augmenté, par l'inclinaison progressive des chemins.

La *gymnastique pulmonaire* consiste en des exercices méthodiques, passifs et actifs. Ils ont pour but de mettre en jeu l'élasticité pulmonaire en accroissant le champ de l'inspiration pulmonaire. Grâce à cette méthode, le malade introduit une proportion plus forte d'oxygène, et nous étudierons plus loin le rôle de cet agent comburant dans les oxydations intra-organiques; d'autre part l'air résidual qui tend à devenir plus abondant se trouve réduit au minimum; enfin l'action mécanique sur les fibres de Reissessen et les éléments élastiques du poumon permettent de lutter contre toutes les causes de congestion passive, d'œdème, qui sont une des complications graves et redoutables de l'albuminurie.

E. **Climats**. — Dans l'albuminurie comme dans

tous les troubles de la nutrition, le milieu extérieur possède une influence très marquée. Il peut devenir l'agent provocateur de crises et d'aggravation des malades, mais il est également un agent thérapeutique de premier ordre.

Le choix d'un climat ne saurait donc être énoncé en une formule courte et banale. Sans doute quand on a dit qu'un climat doux et tempéré convient aux albuminuriques, on a indiqué le séjour qui leur convient le mieux. Mais ce qui doit dicter le choix d'un climat ce n'est pas seulement le fait qu'un malade est brightique; il faut prendre en considération son tempérament, et c'est de là que découle l'indication primordiale. On n'enverra pas indistinctement au même endroit des brightiques, nerveux et excitables, ou strumeux et apathiques, ou rhumatisants.

Mais même avant de conseiller un séjour, en se fondant sur des considérations médicales, on se heurte aux conditions sociales qui ne permettent pas toujours au malade de suivre les conseils de son médecin.

Tout d'abord beaucoup de gens ne peuvent se déplacer, retenus par des intérêts importants pour eux et leur famille. Que faire alors si le médecin juge que son malade est dans un milieu funeste qui le conduit rapidement au tombeau? Il doit s'enquérir de la situation du malade, et s'il juge que réellement son malade ne peut quitter le climat qui lui fait du mal, il n'a que la ressource de l'hygiène et de la thérapeutique pour retarder l'évolution de la maladie. On se heurte à l'implacabilité du sort et il n'y a qu'à s'incliner devant le destin. Mais il est de nombreuses circonstances dans lesquelles le malade peut parfaitement quitter son séjour habituel. C'est sans doute un gros sacrifice; l'intérêt de sa santé l'exige et mieux vaut vivre et gagner la vie des siens dans un autre pays que mourir dans celui où l'on a contracté son mal. Le médecin se heurte plus souvent à l'apathie des malades et à l'inintelligence de leur entourage qu'aux difficultés matérielles réelles.

Et qu'on ne s'imagine pas que ces conseils ne s'adressent qu'aux gens riches et aisés; ils sont souvent plus réalisables chez les travailleurs.

Pour les ouvriers ou les malades qui possèdent un métier manuel, ils peuvent se déplacer facilement et exercer leur métier ailleurs. J'en pourrais citer de nombreux exemples. Étant interne, j'ai donné des soins à une couturière malheureuse et fort malade. Je lui ai conseillé d'aller exercer son métier à la campagne et dans le Midi de la France. Je l'ai rencontrée plusieurs années après guérie et avec une mine florissante. Au lieu de vivre à Paris dans la misère, elle était devenue une couturière dans une situation aisée dans les environs de Pau.

Une dame veuve gagne péniblement son existence pour ses trois enfants, en donnant des leçons. Un de ses enfants tombe gravement malade. Je conseille de quitter Paris. Elle va habiter Oran pendant cinq ans. Son enfant est guéri et elle s'est créé une situatiou meilleure là-bas, la vie y étant plus facile.

Je cite ces exemples pour répondre à l'objection que ces déplacements ne sont possibles que pour les personnes ayant de la fortune. Il faut sans doute un grand courage pour quitter son foyer habituel, et le médecin ne devra évidemment pas prescrire un déplacement onéreux lorsque l'évolution de la maladie est telle qu'il juge la partie perdue. Mais un très grand nombre d'albuminuriques sont des malades bien portants, si l'on peut s'exprimer ainsi, et un climat bien choisi peut retarder la marche du mal, même déterminer une amélioration si durable qu'elle équivaut à une guérison.

Lorsqu'on se trouve en présence de malades de conditions sociales aisées, le médecin doit employer toute son influence pour démontrer l'utilité du déplacement. Mais je dois avouer que ce milieu est celui où l'on rencontre le plus de résistance. Les considérations de second ordre passent au premier rang. Quand les symptômes redoutables sont venus jeter l'épouvante dans la famille du malade, et souvent dans l'esprit de celui-ci, le médecin obtient tout. Mais il est en général trop tard pour que l'influence d'un changement de climat soit d'une grande efficacité; pendant toute la période où les symptômes dépistés par le médecin permettaient d'entrevoir l'urémie menaçante, l'idée d'un déplacement était rejetée comme une chose impossible.

Quand on a obtenu du malade qu'il se déplace, le problème d'hygiène climatérique n'est pas résolu. Aller passer les mois d'août et septembre dans un joli endroit, bien salutaire, c'est là une concession que le malade accepte aisément. Je dois dire que pour un grand nombre d'albuminuriques, ce séjour est suffisant — et qu'ils peuvent sans inconvénient, après ce repos, venir reprendre leur vie habituelle. — mais il en est d'autres, surtout ceux atteints de néphrite interstitielle, pour lesquels un séjour prolongé pendant six ou huit mois est indispensable pour les améliorer, ou même pour les maintenir dans le *statu quo*.

Quels sont les séjours qu'on doit conseiller aux albuminuriques? L'idéal est un climat chaud sans grande variation de température, oscillant entre 20 et 28°, à l'abri des vents froids, dans un endroit sec. Nous indiquerons quelques pays qui se rapprochent de ces conditions. Mais un grand changement d'air, c'est-à-dire lié à un éloignement considérable, n'est pas toujours indispensable. C'est ainsi que pour des personnes qui habitent Paris, je recommande souvent un séjour à Versailles; j'y ai envoyé fréquemment des albuminuriques, même avec des symptômes graves, et j'ai constamment été frappé de la rapidité de l'amélioration de leur état. Il est souvent difficile de dire exactement pourquoi tel climat convient à telle catégorie de malades, mais l'expérience plutôt que le raisonnement m'a montré l'efficacité réelle du climat de Versailles pour les albuminuriques.

Le séjour à la campagne dans un endroit au milieu des bois, bien abrité et sec, est l'indication fondamentale. Malheureusement l'état habituel du ciel est un élément important, et l'on doit en général rechercher le soleil, dont les effets sont si bienfaisants. Il va sans dire qu'il n'est pas d'astre plus ironique; il n'est pas rare que des malades que j'envoie dans le Midi, par exemple, à cause du soleil, me reviennent en se plaignant du temps détestable qui les a poursuivis. Mais ce sont là des faits exceptionnels; il faut compter sur des moyennes, et dès lors on recommandera le séjour d'Hyères, de Cannes, de Grasse, de Monte-Carlo, de Beaulieu.

Il faut cependant se défier du séjour dans ce beau pays, qui m'a donné souvent bien des mécomptes. Tout d'abord il est toute une catégorie de malades, appartenant surtout à la catégorie des névropathes arthritiques, qui ne supportent pas bien le séjour près de la mer; ils deviennent excitables, nerveux et dorment mal; pour ceux-là le séjour dans cette partie du midi de la France est contre-indiqué. Il en sera de même pour quelques rhumatisants et pour ceux qui ont une tendance aux bronchites albuminuriques. Tous les jours, au moment où le soleil se couche, il se produit un refroidissement brusque de la température, plus appréciable par les sensations qu'il fait éprouver, que par l'abaissement réel du thermomètre. En tout cas ce moment est dangereux et fertile en accidents. Les médecins de ces régions ne manquent pas de recommander aux malades de rentrer chez eux à cette heure critique, ou de se bien couvrir. Mais trop souvent la pureté du ciel et la douceur du temps font oublier ces prescriptions, et des complications redoutables en sont la conséquence. Enfin ce beau pays a pour hôte trop fréquent le vent froid et violent, surtout dans certains quartiers de Nice mal abrités, et les affections pulmonaires sont souvent les satellites du mistral. Je signalerai encore un grand inconvénient de ces parages, c'est l'établissement de jeu de Monte-Carlo. Il n'est pas de mon domaine d'en parler en moraliste, mais ce que j'ai constaté au point de vue médical, c'est que plusieurs malades ont contracté dans ce séjour des complications redoutables. La chaleur intense qui règne dans les salles, la tension d'esprit et l'excitation cérébrale déterminées par le jeu, sont des états funestes, sans compter que les pertes d'argent plongent parfois les joueurs dans un état de dépression tout à fait défavorable.

Le médecin sera donc souvent bien embarrassé; s'il recommande un séjour calme, où il y a peu de distractions, le malade dira que l'ennui le tue, et le plus souvent il refusera de s'y rendre; s'il l'envoie dans un pays charmant et attirant comme celui-ci, le malade se trouve exposé à tant de séductions et de risques que l'on peut se demander s'il ne convient pas de le laisser simplement chez lui.

Le séjour sur la côte algérienne présente des inconvénients comparables à ceux de la Provence.

Il n'en est pas de même de Biskra que je recommande à certains malades.

D'autre part, les climats qui conviennent aux albuminuriques présentent certains inconvénients résultant de la promiscuité avec les tuberculeux, car ce sont les mêmes climats qui conviennent à ces deux ordres d'affections. L'hygiène prophylactique n'est pas encore suffisamment entrée dans les mœurs administratives. J'ai à plusieurs reprises constaté dans le cours de mes voyages que dans les hôtels, on donnait au voyageur qui arrive la chambre qui venait d'être quittée par un poitrinaire, sans la moindre mesure de désinfection. Envoyer un albuminurique au loin pour qu'il revienne tuberculeux, c'est là un danger possible que le médecin doit avoir présent à l'esprit.

Dans les environs du Caire, à une demi-heure de cette ville, s'élève une station nouvelle, Helouan, d'un climat excellent pour les albuminuriques en hiver. Le terrain est sec, la région est abritée contre les vents d'est qui soufflent parfois l'hiver, et quant au vent du midi, il n'y règne que très rarement à cette époque de l'année. A Helouan se trouvent des sources sulfureuses dans le genre de celles d'Uriage. Il va sans dire que les albuminuriques doivent s'en abstenir. C'est le climat seul qui leur convient.

Je ne puis m'étendre sur ces considérations géographiques. J'ai cité quelques exemples d'endroits qui conviennent aux albuminuriques ; toutes les régions qui se trouvent dans des conditions climatologiques analogues leur seront donc favorables.

Je terminerai ce chapitre en attirant l'attention sur les inconvénients des *voyages en chemin de fer* chez les brightiques. La trépidation prolongée d'un grand voyage est certainement nuisible à ceux qui sont en imminence d'insuffisance urinaire. Parmi les exemples récents où cette influence m'a paru nettement néfaste, je signalerai le cas d'un de mes malades brightiques, très gravement atteint qui, se trouvant à Nice, voulut absolument revenir à Paris, malgré l'opposition du médecin. Il mourut en chemin de fer entre Dijon et Mâcon. Dans un autre cas, un malade atteint de néphrite interstitielle encore peu accentuée, fait un voyage à Bruxelles malgré nos conseils; au retour il tombe dans le coma et succombe quelques jours après.

F. *Eaux minérales.* — Cette question est surtout bien connue depuis les travaux de M. A. Robin, dont les recherches sur l'action des eaux minérales fait aujourd'hui autorité. Je résumerai donc les indications formulées par lui dans un récent mémoire.

Suivant M. Robin, les brightiques qui portent bien leur lésion, qui n'ont pas d'œdème, mais qui pâlissent, s'anémient, se débilitent et chez lesquels l'abaissement de l'urée et du coefficient d'oxydation azotée traduit un début de déchéance nutritive, enfin qui présentent un peu d'asthénie circulatoire, seront dirigés sur les eaux chlorurées sodiques, qui sont à la fois diurétiques et reconstituantes, comme *Kissingen*, *Hombourg*, *Bourbonne*, *Bourbon-Lancy*, *Nauheim*.

Si l'état du tube digestif ne permet pas l'absorption de l'eau en boisson, on usera des cures balnéaires à *Salins*, *Salies*, *Biarritz*, *Rheinfelden*, *Crueuznach*.

Il peut être utile de faire suivre cette cure purement balnéaire d'une cure interne tonique reconstituante par une eau ferrugineuse. On conseillera alors *Spa*, *Forges*, *Franzensbad*, *Schwalbach*, *Bussang*, *Pyrmont*.

En général, dit M. Robin, il faut se méfier des eaux minérales actives, quelles qu'elles soient, dans les néphrites congestives et scléreuses avec polyurie, bruit de galop, albuminurie légère, induration artérielle.

Les eaux de *Vichy*, *Vals*, *Royat* prises en boissons chez soi seront utiles aux brightiques qui viennent d'avoir une poussée aiguë.

D'après Ray. Durand-Fardel, Vichy convient surtout aux albuminuriques diabétiques, goutteux, et dyspeptiques.

Enfin j'ajouterai que le Dr Taberlet, dans un récent travail, a publié les résultats favorables qu'il a obtenus à *Evian* dans le traitement de certains albuminuriques.

G. ***Hygiène cérébrale et morale.*** — C'est là une question sur laquelle je ne m'étendrai pas, car elle prêterait à des considérations longues et qui ne s'appliquent pas spécialement aux albuminuriques. Je me bornerai à l'effleurer.

Il est bien entendu qu'on ne doit pas se surmener. Le surmenage c'est la fatigue ayant déterminé des troubles pathologiques. La fatigue résulte de deux phénomènes physiologiques : d'abord un épuisement nerveux momentané résultant du fonctionnement trop prolongé d'un organe, et puis une action chimique qui accompagne tout travail et qui se traduit par une désassimilation intense, et par l'accumulation des déchets de la vie cellulaire.

Par conséquent la quantité de travail capable de produire le surmenage est essentiellement individuelle. Elle dépend de la résistance. La résistance relève de deux facteurs principaux : l'état préalable du système nerveux, et la rapidité plus ou moins grande avec laquelle les produits de la désassimilation sont éliminés par l'organisme.

La fatigue résulte donc de l'imprégration de l'organisme par les substances toxiques élaborées par les organes en travail. Le surmenage c'est l'intoxication réalisée.

Ces premisses sur le mécanisme du surmenage me paraissent utiles afin de démontrer pourquoi l'albuminurique doit surveiller avec le plus grand soin son hygiène cérébrale. Ce qui constitue le danger, ce n'est pas la perte d'albumine qui est une cause de faiblesse aisément réparable, c'est la lésion du filtre rénal, c'est l'obstacle à l'élimination des produits toxiques de la nutrition, c'est l'auto-intoxication toujours menaçante. Aussi le but de l'hygiène thérapeutique consiste-t-il à conserver le plus possible la perméabilité du filtre en écartant toutes les causes qui peuvent le léser, et à réduire la quantité de toxines produites par l'alimentation, par le travail musculaire, par les efforts cérébraux et par l'état psychologique du malade.

Il résulte de ce fait que l'albuminurique brightique ne possède qu'une faible capacité éliminatrice. Il suffira de peu d'efforts pour déterminer la fatigue, et le surmenage peut apparaître à la suite d'un travail qui pour une autre personne ne serait qu'un jeu.

Or le système nerveux et le cerveau surtout sont rapidement et fréquemment atteints dans l'albuminurie. Le cerveau est un organe sur lequel le brightisme frappe avec prédilection. Il faut donc l'entourer de soins constants afin qu'il ne succombe pas. Souvent dès le début de la maladie, la céphalalgie apparaît, tantôt affectant les allures d'une névralgie faciale ou frontale, tantôt s'appesantissant sur la tête du malade en lui donnant la sensation d'un casque douloureux. Il n'est pas rare que les douleurs deviennent violentes à certains moments, quelquefois la nuit elles prennent le caractère de la céphalée syphilitique.

Puis les troubles oculaires, la rétinite albuminurique, les troubles de l'ouïe montrent avec quelle facilité le système nerveux se laisse atteindre. Mais des accidents plus dramatiques sont à craindre surtout chez les gens nerveux : ce sont les troubles intellectuels et le délire, tantôt doux et monotone, tantôt violent avec hallucinations. L'aphasie transitoire n'est pas rare ; enfin le coma précoce n'est pas exceptionnel. On peut dire que le plus grand nombre des albuminuriques meurent par leur cerveau intoxiqué et par les troubles bulbaires qui en résultent.

On ne saurait donc se désintéresser des fonctions du cerveau chez les albuminuriques et l'hygiène cérébrale et morale doit être l'objet de la préoccupation constante du médecin.

En présence d'un albuminurique brightique le clinicien devra donc s'enquérir de ses occupations ; s'il reconnaît que le malade est exposé au surmenage, il devra l'avertir du danger.

Le plus grand nombre des albuminuriques peuvent sans doute travailler. Mais dès que certains petits signes d'insuffisance urinaire apparaissent, le repos absolu doit être rigoureusement prescrit; on permettra au malade de reprendre ses occupations lorsque le danger aura été écarté.

Sans doute on se heurte trop souvent à des impossibilités sociales et je reconnais que le rôle du médecin est fort délicat. Il est parfois malaisé de démontrer au malade qu'en se plaçant exclusivement au point de vue de ses intérêts pécuniaires, il vaut mieux pour lui et les siens se reposer et laisser ses affaires en souffrance pendant quelque temps, que de s'exposer à mourir, ou à perdre ses facultés intellectuelles. La difficulté provient surtout de ce que l'albuminurie brightique n'est pas une affection douloureuse, et la douleur, ce symptôme souvent si salutaire qui avertit du danger, faisant défaut, le malade court au coma sans s'en apercevoir, les conseils du médecin étant trop souvent éludés par les raisonnements de la logique mondaine avec ses aphorismes médicaux.

On devra donc conseiller au brightique le minimum de travail intellectuel; il faut l'engager à faire tous les sacrifices possibles pour restreindre son travail en lui rappelant que c'est surtout à lui que s'applique le mot du plus fin observateur : quiconque veut aller loin ménage sa monture. On l'empêchera autant que possible de s'engager dans des affaires hasardeuses, comportant des sources de préoccupations graves, et capables d'engendrer de grandes déceptions. Sans doute ce précepte s'applique à tout le monde, mais tandis que la plupart après une courte dépression réagissent et peuvent lutter à nouveau, le choc moral pour l'albuminurique peut être le signal de sa déchéance définitive.

Il est banal de recommander aux albuminuriques d'éviter les émotions. Mais si dans l'existence, le destin vous les fait subir sans qu'on puisse les éluder, il est un certain nombre d'émotions qu'on peut écarter par la volonté, en se soustrayant aux conditions qui les engendrent.

C'est ainsi qu'on défendra le mariage aux albuminuriques brightiques. Je donne des soins à deux malades albuminuriques qui sont brightiques depuis plus de vingt ans; le premier, un homme, a découvert son albuminurie peu de jours après son mariage, en voulant se faire assurer à une compagnie d'assurance sur la vie; le second est une dame dont l'albuminurie s'est révélée après un examen pour des signes de grossesse au début. Tous deux ont eu des enfants qui sont bien portants. Ces exemples prouvent qu'il ne faut pas être tout à fait catégorique dans la défense du mariage.

Mais le médecin qui autorise le mariage prend une lourde responsabilité, car le mariage avec ses préoccupations et ses soucis éventuels peut devenir la cause de poussées dans le cours d'une néphrite arrêtée, et enfin, suivant Rayer et Charcot, les néphrites peuvent être héréditaires.

A la question du mariage se rattachent celle des rapports sexuels. Sans m'étendre sur ce sujet, sur lequel les malades vous consultent souvent et éludent en général vos conseils, par des raisonnements personnels, ou par suite d'attractions qu'ils ne peuvent maîtriser, je dirai simplement que j'ai observé maintes fois des accidents redoutables suivre ces exercices. Dans trois observations personnelles il y a eu mort subite.

L'hygiène au point de vue des relations sociales sera réduite au strict nécessaire. Les dîners en ville ne seront autorisés qu'autant que les malades ne s'écarteront pas du régime prescrit, ce qui n'est pas facile en général; car il est difficile de ne pas succomber au passage devant soi d'un mets exquis alors que les voisins vous persuadent qu'une fois n'est pas coutume. J'ai constaté un jour une dyspnée albuminurique formidable avec asystolie, à la suite d'un plat de homard à l'américaine absorbé par un malade habituellement très observateur de son régime. Le théâtre ne sera permis qu'en s'entourant de toutes les précautions possibles pour éviter les refroidissements. On ira au spectacle de préférence l'été; quant aux bals et soirées mondaines, on n'y fera que de très courtes apparitions. En somme, les albuminuriques peuvent user de bien des choses, mais avec une modération extrême.

II. *Traitement médicamenteux.* — Suivant le titre de cet ouvrage, je dois étudier l'hygiène thérapeutique des albuminuriques, c'est-à-dire les conditions les plus favorables pour leur guérison, ou à défaut de guérison, les règles de conduite dans la vie suivant lesquelles ils peuvent prolonger leur existence pendant si longtemps, qu'ils atteignent les limites ordinaires de la vie humaine. Les traités de pathologie interne, ou les livres spéciaux comme ceux de Grainger Stuart, de Senator, de Lécorché et Talamon, passent en revue les différentes médications, et après avoir donné les indications thérapeutiques, ils nous enseignent à user avec art de quelques substances utiles dans le cours des néphrites. Ce serait sortir du cadre imposé que de pénétrer sur le terrain de la clinique thérapeutique. J'indiquerai donc succinctement les médicaments dont l'action peut être favorable aux brightiques, mais pour bien montrer que je désire me cantonner dans le domaine de l'hygiène, je commencerai par indiquer les médicaments dont les albuminuriques doivent s'abstenir.

MÉDICAMENTS NUISIBLES. — Il est toujours scabreux d'écrire sur un sujet de thérapeutique, car une foule de circonstances, qui ne peuvent être appréciées que des cliniciens, peuvent faire fléchir les règles les mieux établies, et s'abstenir d'une médication parce qu'elle est contraire aux règles, c'est souvent priver le malade d'un remède salutaire. D'ailleurs on sait ce que valent les règles dans les sciences biologiques, où l'on exerce une action sur la matière vivante, dont l'attribut est précisément son perpétuel mouvement de mutation cellulaire qui transforme incessamment sa modalité chimique, d'où dépendent ses réactions vitales. C'est pourquoi la science médicale est insuffisante pour bien soigner un malade; le côté artistique de l'art médical consiste à évaluer la cote biologique du malade à un moment donné et à trouver le mode d'intervention salutaire correspondant à cet état fugace. C'est ainsi que les médicaments que nous considérons comme nuisibles peuvent dans certaines conditions que la clinique réalise mieux que les considérations théoriques être fort utiles, tandis que les substances préconisées par les auteurs peuvent au contraire avoir de fâcheux résultats.

Un très grand nombre, on pourrait dire la plupart des médicaments, s'éliminent par l'urine. Beaucoup de substances peuvent irriter le rein et devenir cause de néphrites toxiques. Ces substances doivent donc être évitées en principe.

Le *vésicatoire* est souvent indiqué chez les brightiques; tantôt il s'agit de phénomènes douloureux dans la région précordiale, dépendant de névralgie ou de névrite du plexus cardiaque, avec aortite subaiguë, tantôt d'un point douloureux et persistant causé par de la pleurodynie ; d'autres fois on jugera utile d'intervenir par cette médication pour de la congestion pulmonaire, pour un épanchement très lent à se résorber. Écartera-t-on systématiquement le vésicatoire cantharidé dans ces cas? Je ne le pense pas. Sans doute le vésicatoire peut déterminer une poussée de néphrite, et l'albuminurie augmente dans de notables proportions; on a observé l'urémie. Par conséquent en principe l'emploi du vésicatoire cantharidé doit être rejeté. Mais, suivant le principe émis au début, dans quelques circonstances j'ai appliqué chez des brightiques des vésicatoires de petites dimensions, bien camphrés, en interposant entre l'emplâtre et la peau du papier de soie huilé, et j'ai obtenu dans quelques cas un soulagement rapide de certains symptômes douloureux.

L'*opium* et la *morphine* sont également des médicaments proscrits. M. Bouchard a signalé des cas de mort après une injection de morphine ; il a montré que l'élimination de ces substances pouvait être entravée et que la rétention de ces agents thérapeutiques était capable de déterminer une intoxication rapide.

Si l'on juge à propos d'employer ces agents si puissants pour calmer certains accès de dyspnée ou l'agitation excessive de quelques brightiques névropathes, ou pour leur procurer du sommeil, on n'emploiera que des doses faibles. On ne laissera jamais de seringue à la disposition des malades. Dans les périodes angoissantes et terminales de l'urémie, ces médicaments deviennent au contraire dans quelques cas un bienfait pour le malade et pour son entourage.

Les *balsamiques* peuvent provoquer des poussées aiguës dans le cours des néphrites. J'ai plusieurs fois observé le fait chez des jeunes gens que je traitais pour la blennorrhagie et chez lesquels je constatais des signes de néphrite qui disparaissaient rapidement après la cessation du cubèbe et du copahu.

Les applications de *teinture d'iode* augmentent parfois l'albuminurie.

Un grand nombre de brightiques albuminuriques ont eu dans leur existence maille à partir avec la syphilis, et naturellement pour combattre cette infection ancienne, qui est devenue une diathèse, on leur prescrit de l'*iodure de potassium*; théoriquement ce médicament doit être rejeté, à cause de l'iode qui est un irritant pour le rein et à cause de la potasse dont M. Bouchard nous a révélé l'action toxique. Cependant, si quelques observations plaident contre l'usage de cette substance, le plus grand nombre des cliniciens y ont recours avec avantage. Toutefois le fait qu'un malade est albuminurique implique l'emploi de doses modérées et surtout une surveillance constante, avec analyses fréquentes et dosage de l'urine.

On sait que le *mercure* est capable de déterminer des néphrites toxiques; on n'emploiera donc cet agent qu'avec circonspection, surtout en frictions, qui est un mode d'absorption rapide et qui exige un pouvoir d'élimination fonctionnant régulièrement, sans quoi on risque de voir apparaître brusquement l'albuminurie violente avec son cortège de signes graves et la stomatite mercurielle. Le *calomel* ne sera employé qu'à faibles doses.

Le *salicylate de soude* a été incriminé comme cause d'accidents dans l'albuminurie ; on l'a même accusé de pouvoir provoquer des troubles cérébraux et du collapsus cardiaque. Je considère cependant que ce médicament ne doit pas être rejeté chez les rhumatisants, car j'ai maintes fois observé une amélioration rapide et la guérison des symptômes articulaires survenir chez des malades qui avaient une albuminurie abondante.

L'*antipyrine*, dont l'action est si capricieuse même chez les individus qui sont accoutumés à en prendre, peut causer des troubles graves même à la suite de faibles doses, et chaque jour on signale des cas de mort survenant après un gramme de cette substance ; nous ignorons encore les causes de ces malheurs imputables à ce merveilleux agent thérapeutique si infidèle dans son action. On devra être très prudent dans son emploi. On l'a accusé de « fermer le rein » ; ce reproche ne me paraît pas fondé dans son expression aussi générale.

Dans maintes circonstances la *digitale* est indiquée chez le brightique. Un grand nombre d'auteurs ont signalé des cas d'intoxication par la digitale. Chez les malades en imminence d'asystolie avec lésions de maladie brightique s'adjoignent les troubles du rein cardiaque, et dès lors l'élimination médicamenteuse est considérablement entravée. Cependant j'ai employé si souvent la digitale dans ces circonstances et avec un succès si constant que tout en signalant ses dangers, que je n'ai pas observés par moi-même, je n'hésite pas à prescrire ce médicament comme un des plus efficaces dans les premières atteintes de l'urémie par faiblesse myocardique. L'œdème disparaît avec une rapidité surprenante et le cœur retrouve pour quelque temps sa tonicité.

J'ai déjà insisté à propos du régime sur l'effet nuisible de l'*alcool*, mais comme le malade qui se sent affaibli et séduit par la réclame ou les conseils de ses contemporains se laisse trop souvent aller à rechercher dans un vin remontant des forces factices qui lui procurent quelques heures de bien-être au grand détriment de sa lésion, il ne me paraît pas inutile d'insister à nouveau sur les dangers de ce médicament.

LES MÉDICAMENTS QUI PEUVENT ÊTRE UTILES. — L'albuminurie brightique est l'aboutissant d'un grand nombre de causes toxi-infectieuses. Cette diversité d'origine implique déjà une grande difficulté dans le traitement.

Il n'existe pas de médication qui guérisse à coup sûr l'albuminurie; quelques médicaments visent certains éléments pathogéniques et permettent, quand ils sont judicieusement employés, à la nature médicatrice, d'accomplir son œuvre de réparation quand la lésion n'est pas irrémédiable.

Le *bicarbonate de soude* est préconisé par Lécorché et Talamon, et tous les cliniciens ont pu observer l'amélioration réelle qui résulte de l'emploi de ce médicament. Il est surtout utile parce qu'il favorise la digestion.

Nous ignorons encore le mécanisme de la digestion, et les récentes recherches sur le chimisme gastrique ont plutôt obscurci la question au point de vue clinique, si l'on en juge par la discordance d'opinion des spécialistes. Mais ce qui est certain, c'est que les produits de la digestion peuvent, par leur élaboration anormale, devenir une source d'auto-intoxication pour le brightique. En agissant sur la digestion à bon escient on vise une indication de thérapeutique pathogénique, et on fait disparaître une cause de troubles et de complications. C'est qu'en effet l'estomac et l'intestin présentent des lésions attribuables au mal de Bright. Les vomissements, l'état nauséeux, la dyspepsie sont des symptômes fréquents, et les ulcérations intestinales et gastriques décrites par Treitz sont la signature de cette participation gastro-intestinale. C'est ainsi que les *purgatifs salins et même drastiques* font parfois disparaître rapidement des troubles graves d'origine gastrique. D'autre part, la dyspepsie des brightiques est l'origine de nombreux réflexes, en particulier sur le cœur, par le mécanisme bien élucidé par M. Potain.

Les troubles dyspnéiques apparaissent d'abord après les repas, puis, les troubles gastriques s'accentuant, ils deviennent permanents avec des exacerbations correspondantes à certains stades de la digestion. La dilatation cardiaque entre rapidement en scène et ouvre la porte à l'urémie.

L'estomac des albuminuriques doit donc être entouré de soins pieux; outre le régime, qui est le point capital, on prescrira des alcalins, comme la *craie préparée*, la *magnésie*, ou bien certaines poudres, comme le *charbon de Belloc*.

La *pepsine*, la *pancréatine*, la *maltine* peuvent momentanément remplir des indications comme eupeptiques.

Enfin l'intestin sera l'objet de préoccupations constantes, on ne laissera pas la constipation s'établir. La *poudre de rhubarbe*, le *sulfate de soude*, le *sené*, le *benzonaphtol* à petite dose, le *salicylate de bismuth*, le *calomel*, les *lavements*, permettent de lutter contre la stercorémie en réalisant dans une certaine mesure l'antisepsie intestinale.

Depuis quelques années, certains cliniciens recommandent le *lactate de strontiane*, qui agirait surtout sur le symptôme albuminurie, qu'il diminuerait dans de notables proportions. Ce médicament est encore à l'étude et son emploi n'est pas suffisamment précisé à l'heure actuelle pour le préconiser sans certaines réserves.

Il en est de même du *tanin* au sujet duquel les opinions contradictoires ne me permettent pas d'avoir une opinion personnelle. Je l'ai vu prescrire souvent, je n'ai jamais été frappé de son action nettement efficace . Parmi les toniques le *quinquina* a souvent une action utile. Lécorché et Talamon insistent sur l'importance du *fer*; quand il existe des hématuries légères, ils recommandent le *perchlorure de fer*, ils conseillent de donner l'*iodure de fer* aux tempéraments lymphatiques et l'*albuminate de fer* aux dyspeptiques. Gallois recommande le *protoxalate de fer* en se fondant sur les recherches de M. Hayem.

M. Lancereaux a récemment préconisé une médication qui paraît paradoxale; il emploie la *teinture de cantharides* à la dose de 5 à 10 gouttes par jour; ce serait d'après lui le médicament des néphrites épithéliales, comme l'iodure est celui des néphrites conjonctives. Ce traitement n'a encore rencontré que peu d'adeptes.

Les troubles cardiaques seront traités à l'aide de la *digitale*; le *strophantus*, la *spartéine* rétablissent souvent les fonctions du cœur brightique, surtout dans ses premiers désarrois.

La *caféine* est un excitant des centres nerveux, un tonique cardio-vasculaire et un diurétique; elle remplit donc de nombreuses indications symptomatiques dans le cours du brightisme.

L'*éther* peut être employé à l'intérieur et en injections sous-cutanées; il soulage et fait parfois disparaître les crises de dyspnée.

L'*iodure de potassium* et l'*iodure de sodium* doivent être employés pendant longtemps et à petites doses. M. Potain a souvent constaté le bon effet de cette médication prolongée pendant plusieurs années.

Un grand nombre d'albuminuriques sont sujets à des accès de dyspnée ayant parfois le type angoissant; ces symptômes sont souvent liés à l'artério-sclérose, et à l'insuffisance aortique qui retentit fréquemment sur le plexus cardiaque. M. Potain emploie dans ces cas la *trinitrine* en solution alcoolique au centième et à la dose de 6 à 12 gouttes par jour. Dans le même ordre le *nitrite d'amyle* versé à la dose de 3 à 5 gouttes sur un mouchoir, et qu'on respire, fait parfois cesser les accès les plus violents.

Quelques auteurs préconisent la *lactose* à la dose de 100 grammes comme diurétique, c'est un médicament qui, s'il n'est pas efficace, semble du moins inoffensif. Il n'en est pas de même du jaborandi et de la *pilocarpine*, qui aurait donné à Gubler quelques bons résultats. Ses indications sont encore mal fixées; il vaut mieux s'en abstenir, sauf dans le cas où l'on veut produire une action sudorale puissante. Par contre, je recommande beaucoup les *inhalations d'oxygène* utilisées méthodiquement, qui m'ont toujours paru d'une efficacité réelle.

Je viens de passer rapidement en revue les différentes substances de l'arsenal thérapeutique actuel; les ouvrages de clinique médicale enseignent l'art de les utiliser; obligé de me cantonner sur le terrain de l'hygiène thérapeutique, je ne puis m'engager plus avant.

CHAPITRE V

Hygiène thérapeutique de l'urémique.

L'albuminurique peut parcourir tous les stades d'une néphrite sans être malade. Malgré son allure paradoxale cette proposition est pourtant l'expression d'un grand nombre d'observations cliniques. Bien que l'urémie soit le dernier acte de l'albuminurie, c'est par ses accidents qu'elle entre souvent en scène. C'est même cette longue évolution silencieuse qui constitue le grand danger de la maladie. J'ai été frappé pour la première fois de ce fait au début de mes études médicales, étant externe dans le service de M. le professeur Proust. Il s'agissait d'une belle jeune fille de vingt ans ayant toutes les apparences de la santé la plus florissante. On l'apporte à l'hôpital en proie à un accès de suffocation terrible qui était survenu brusquement et en pleine santé. La malade affirmait avoir été jusqu'alors bien portante. Nous pensons qu'il s'agit du croup et on discutait l'intervention par la trachéotomie lorsqu'elle meurt subitement étouffée. A l'autopsie nous constatons un œdème de la glotte qui avait déterminé la mort et deux gros reins blancs avec toutes les lésions d'une néphrite parenchymateuse accomplie.

Les médecins légistes signalent parfois des cas dans lesquels la mort subite survient chez des individus bien portants; à l'autopsie on ne trouve qu'une néphrite interstitielle.

Des cas semblables sont sans doute rares. Mais ce qui est plus fréquent, c'est l'apparition de manifestations urémiques graves, comme première manifestation de l'albuminurie.

Très souvent c'est par un accès de dyspnée qu'elle se révèle, d'autres fois par un œdème généralisé avec les signes de l'asystolie ou bien par des vomissements incoercibles, plus rarement par un accès de folie.

Cependant cette apparition brusque n'est qu'apparente, et si le malade avait été bien examiné auparavant, on aurait constaté des petits signes qui par eux-mêmes et isolés n'ont guère d'importance, mais qui constituent par leur réunion un signe certain de l'urémie menaçante. Ces symptômes, d'après M. Dieulafoy, consistent dans la polyurie, la pollakyurie, la sensation du doigt mort, un peu de dureté de l'ouïe, du vertige, des démangeaisons, des crampes aux mollets, l'épistaxis, la cryesthésie, des secousses électriques, la dilatation flexueuse saillante de l'artère temporale.

Puis tout d'un coup, à la suite d'une fatigue, d'un écart de régime ou même sans cause appréciable, l'urémie se présente avec son cortège dramatique : les convulsions, le délire, le coma, des paralysies, s'accompagnant de la dyspnée au type caractéristique de Cheyne-Stokes.

Il est rare que le malade succombe à cette première atteinte, et, si la lésion n'est pas trop avancée, le médecin est armé de moyens puissants capables de produire souvent de véritables résurrections, le malade passant rapidement de l'intoxication suraiguë à un état de santé qui en peu de temps peut lui redonner toutes les allures d'un homme bien portant. Quels sont ces moyens?

Quand les urines renferment de l'albuminurie, que le malade est en proie à cette dyspnée toxique angoissante, qui lui donne cette coloration subasphyxique, qui se détache sur son teint pâle et jaunâtre, lorsque des troubles cérébraux apparaissent, il faut agir vite et énergiquement, et je ne connais pas de moyen plus efficace que la saignée et l'administration de la digitale. Ces deux médications doivent être appliquées en même temps; la saignée employée seule est souvent restée sans effet utile; de même la digitale administrée isolément peut souvent n'amener aucune amélioration.

Aujourd'hui il est difficile de pratiquer des saignées; d'abord ce traitement n'est plus à la mode; les malades et leur famille acceptent difficilement cette médication, qui, dit-on, va affaiblir encore le malade déjà si anémié. Je dirai qu'un très grand nombre de médecins sont également persuadés que la saignée peut déterminer une anémie préjudiciable. Je ne partage pas leur avis en principe. D'abord beaucoup d'entre eux ne connaissent plus les effets de la saignée; il est des services d'hôpital dans lesquels on ne pratique pas une seule saignée par an. Certains cliniciens ne connaissent plus de la saignée que le mauvais renom de l'exagération de la doctrine de Broussais; mais si autrefois on saignait trop, ce qui amenait des résultats désastreux, aujourd'hui on ne saigne plus assez. Comme dans toute réaction on est tombé dans l'exagération inverse.

La saignée a le grand avantage de soustraire à l'organisme une certaine quantité de poisons contenus dans le sang que l'on enlève ; d'autre part elle diminue rapidement la masse du sang; elle facilite donc la tâche du cœur, le système circulatoire étant subitement dégagé de la quantité de sang dont les globules, intoxiqués par les poisons organiques et l'acide carbonique, circulent difficilement dans les capillaires distendus et paralysés à la suite d'une hématose insuffisante.

La digitale survenant dans ces conditions accroît la tonicité du cœur et des capillaires; la barrière rénale se laisse franchir et une diurèse abondante, actionnée par ces deux médications permet à l'organisme d'éliminer ses poisons. J'ai toujours obtenu en agissant ainsi des résultats si rapides que je suis devenu un des fervents adeptes de cette méthode, à laquelle j'ajoute les moyens adjuvants suivants :

Les inhalations d'oxygène, les injections d'éther et de caféine, les purgatifs, les grands lavements froids, les inhalations d'éther ou de chloroforme, les ventouses sèches.

Quand ce traitement réussit, le malade peut retrouver un état de santé tel qu'on n'osait plus l'espérer pour lui, tant sa situation paraissait grave. Il peut même guérir en ne conservant plus qu'une néphrite partielle compatible avec une longue existence.

Mais s'il s'écarte des règles de l'hygiène, si les congestions rénales successives font progresser la lésion, il pourra être repris de crises d'urémie. Après chaque atteinte il sera amoindri et son pouvoir de résistance est diminué.

Il arrive un moment où la médication usée ne mord plus. Dès lors les injections de morphine sont les derniers services que le médecin peut lui rendre, en l'acheminant sans souffrance vers la fin.

Mais cette échéance peut être longtemps retardée dans un grand nombre de cas. C'est là l'œuvre de l'hygiène thérapeutique des albuminuriques.

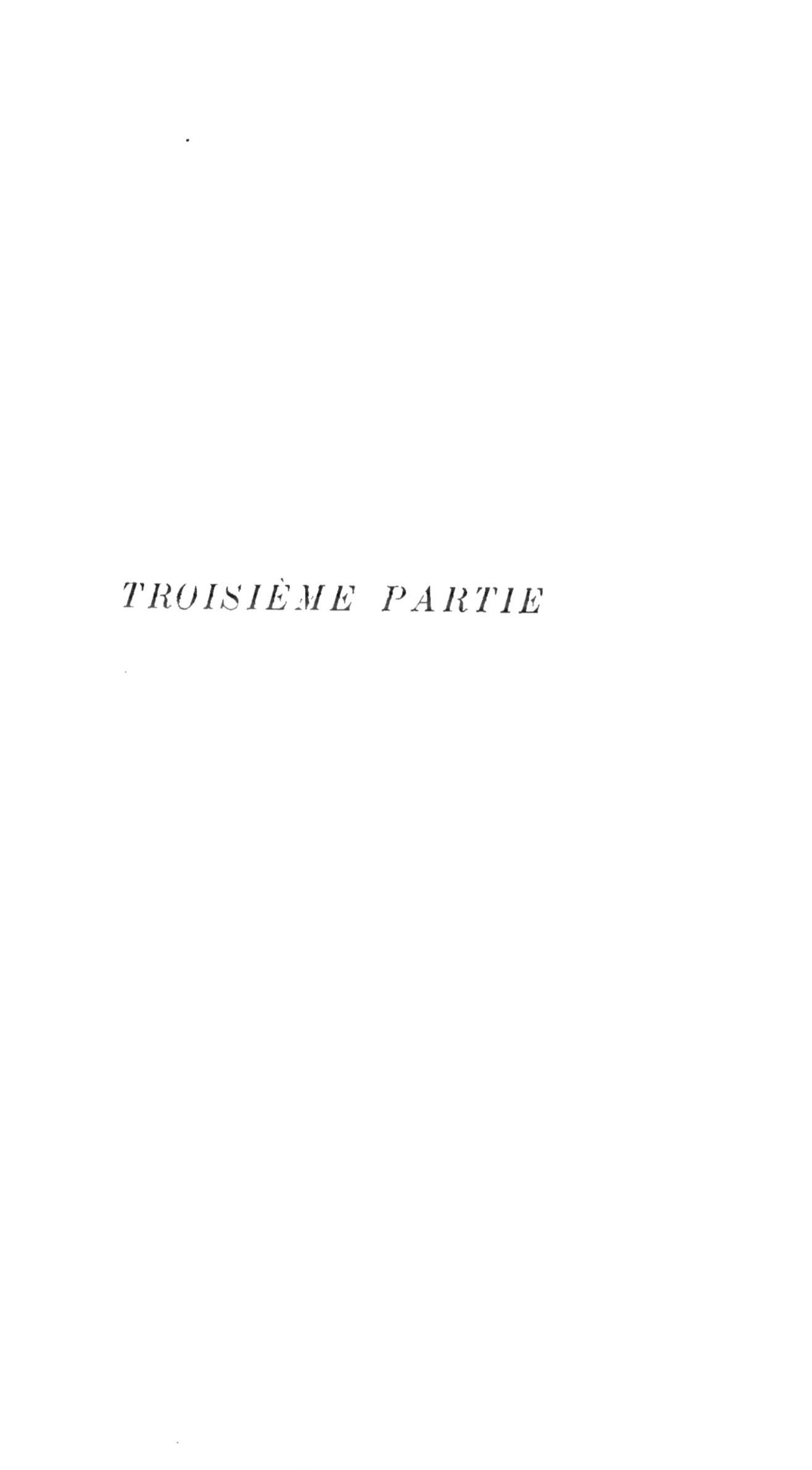

TROISIÈME PARTIE

HYGIÈNE THÉRAPEUTIQUE SPÉCIALE DE L'ALBUMINURIE DANS LES MALADIES

Je me suis efforcé de montrer dans la première partie de cet ouvrage que l'albuminurie n'est pas une maladie, mais un symptôme. Ce symptôme peut n'avoir aucune signification morbide apparente. Cependant, comme Lécorché et Talamon, je considère cette forme d'albuminurie comme dépendant d'une altération rénale qui, pour être passagère, n'en est pas moins réelle. Ces cas ne semblent justiciables d'aucun traitement. Toutefois ils sont suspects. L'intérêt de l'albuminurique dit physiologique et le devoir du médecin consistent dans une simple surveillance, c'est-à-dire dans une analyse d'urine tous les six mois. D'autre part chaque fois que dans le cours de son existence ce sujet sera pris par une indisposition ou une maladie quelconque, le fait qu'il est albuminurique implique une direction particulière dans le traitement qu'on lui appliquera.

CHAPITRE I

Maladies générales.

A. *Maladies infectieuses.* — SCARLATINE. — La *scarlatine* occupe le premier rang par son importance et sa fréquence. Un très grand nombre d'albuminuries n'ont pas d'autre origine qu'une scarlatine. Très souvent la scarlatine a été fruste, et a passé inaperçue, ce sont les cas les plus redoutables. L'albuminurie ignorée n'est pas traitée, et l'on est tout surpris surtout chez les enfants et les adolescents de constater l'apparition brusque d'œdème, ou du délire, ou de la dyspnée.

L'agent infectieux de la scarlatine localise son action sur le rein, comme sur la peau et sur la gorge. L'albuminurie est donc un symptôme de la scarlatine ; par son abondance et sa persistance elle peut devenir une complication.

Le traitement consiste, en outre du régime

lacté, dans l'application de ventouses sèches ou de cataplasmes sinapisés dans la région lombaire, pendant la période aiguë.

Le rein et la peau dans la scarlatine paraissent solidairement unis, et en effet une légère impression de froid sur la peau suffit pour déterminer une répercussion sur le rein. De là l'obligation de maintenir à la chambre pendant 50 jours les malades atteints même d'une scarlatine légère ou fruste.

L'agent infectieux de la scarlatine appelle des localisations morbides nombreuses sur le pharynx; les microbes les plus divers s'y donnent rendez-vous, s'associent et y exaltent leur virulence, tels sont les streptocoques, les bacilles de Lœffler, ainsi que nombre d'habitants normaux de la cavité buccale. Il convient donc de pratiquer de l'antisepsie locale, à l'aide de solution d'acide borique, d'acide phénique à 1 p. 100 ou d'acide salicylique; dans le même ordre d'idées on pratiquera la désinfection des fosses nasales avec de l'huile mentholée.

Dans les cas graves, certains auteurs recommandent la saignée. J'ai obtenu de bons résultats à l'aide des bains froids sinapisés qui excitent la peau, calment les phénomènes nerveux, abaissent la température dans l'hyperthermie et provoquent la diurèse.

ROUGEOLE. — La rougeole est une affection bénigne; ses complications résultent d'infections secondaires, ou d'un mauvais état général antérieur à la rougeole. L'hygiène occupe le premier rang dans le traitement; elle consiste dans l'antisepsie de la gorge, du pharynx, de la bouche; les formes graves seront traitées par la balnéothérapie.

DIPHTÉRIE. — Aujourd'hui le traitement de la diphtérie se résume dans l'emploi du sérum de Roux. Quelques observations accusent ce sérum antidiphtérique d'avoir provoqué l'albuminurie. Cette question est encore trop récente pour être complètement élucidée. Mais ce que la clinique enseigne, c'est que les toxines des bacilles de Lœffler, et surtout celle des streptocoques qui lui sont si souvent associés, déterminent des albuminuries relevant de néphrites infectieuses toxiques. D'après Sevestre et Martin, des cas d'albuminuries diphtériques paraissent avoir été guéris par l'injection du sérum antidiphtérique.

FIÈVRE TYPHOÏDE. — L'albuminurie est un symptôme constant dans la fièvre typhoïde. C'est qu'en effet le rein joue un rôle important dans le pronostic de cette maladie. Bien que le siège de cette maladie paraisse être dans l'intestin, la gravité du mal dépend du rein, du foie, du cœur. La fièvre typhoïde est le type des maladies infectieuses; l'organisme est intoxiqué par les poisons microbiens, par les poisons cellulaires résultant non seulement de l'hyperthermie, mais encore des réactions de l'organisme qui se défend. Le salut dépend du cœur qui actionne dynamiquement les liquides de l'organisme, du foie qui retient, transforme, et détruit une partie des poisons, et du rein qui les élimine. Le rein n'est pas seulement irrité par le passage des produits toxiques, les agents microbiens s'y arrêtent volontiers et y déterminent des lésions. L'albuminurie passagère et peu abondante indique une faible atteinte, l'albuminurie persistante et plus abondante assombrit le pronostic immédiat, elle est souvent l'origine d'une néphrite qui va évoluer après la guérison du typhique pour en faire un brightique.

Pour éviter ces accidents qu'on doit prévoir, le traitement consiste avant tout dans l'application de la méthode de Brand. Lorsque cette méthode n'est pas applicable, on aura recours au drap mouillé, employé systématiquement nuit et jour. Un des points les plus importants visant cette indication est l'abondance des boissons. Il faut que la personne qui garde le malade fasse boire régulièrement toutes les deux heures du lait coupé de décoctions de céréales et un peu sucré. Dans une observation que j'ai relatée à ce sujet, une jeune fille traitée uniquement par cette boisson, le traitement hydrique n'ayant pas pu être employé, n'a pas présenté l'état de dénutrition habituel dans le cours de cette maladie; résultat remarquable, elle avait engraissé pendant sa maladie. Je ne saurais donc trop insister sur cette décoction qu'on doit toujours préparer fraîchement chez soi.

Si la diurèse diminue, il convient de la stimuler par la digitale, ou par les diurétiques; enfin l'antisepsie intestinale restreint l'élaboration toxique gastro-intestinale, et concourt à rendre l'albuminurie typhique moins grave.

Pneumonie. — La pneumonie telle qu'elle est décrite par Grisolle devient de nos jours de plus en plus rare. C'est qu'en effet ces pneumonies congestives, où le malade a la face congestionnée et vultueuse, sont l'apanage de ce que l'on appelait autrefois le tempérament sanguin. Aujourd'hui beaucoup de pneumonies ont une allure moins franche; les signes d'auscultation et de percussion sont moins nets et apparaissent plus tardivement;

le teint est plombé, le malade tombe rapidement dans l'adynamie. C'est la forme infectante ou infectieuse de la pneumonie. La forme congestive guérit le plus souvent et l'albuminurie y est légère; dans la seconde forme, l'albuminurie est un facteur de gravité. Le pneumocoque frappe le rein avec intensité et ses toxines le plus souvent associées à celles d'autres agents pathogènes, déterminent l'intoxication qui tue le malade par asphyxie et non par suffocation.

Tandis que la forme congestive doit être traitée par la saignée, la forme infectieuse doit être combattue par les moyens usités dans la fièvre typhoïde.

RHUMATISME ARTICULAIRE AIGU. — Si quelques cliniciens doutaient encore que cette maladie ne soit d'origine infectieuse, l'albuminurie que l'on constate toujours en serait une preuve décisive. Il est même permis de se demander si certaines formes de rhumatisme cérébrale ne sont pas provoquées par l'intensité de la lésion rénale chez des malades prédisposées. Le rhumatisme cérébral ne présente-t-il pas quelquefois le tableau de l'urémie suraiguë? Le traitement par les bains froids est classique depuis Maurice Raynaud; le salicylate de soude doit être employé malgré les critiques qu'on lui a adressées; on l'a accusé de provoquer des accidents cérébraux et d'entraver les fonctions du rein.

Grippe. — Dans l'épidémie de 1889-90, un grand nombre de malades atteints par la grippe ont succombé par l'albuminurie. Les uns sont devenus albuminuriques pendant la phase aiguë de leur maladie, et cette localisation rénale de la grippe a beaucoup aggravé leur état; beaucoup de ceux qui n'ont pas succombé sont restés albuminuriques et sont devenus des brightiques définitifs. Mais en examinant de près les cas dans lesquels l'albuminurie a joué ce rôle sombre, on constate que la plupart des malades étaient préalablement tarés.

Les uns étaient vieillis par les progrès de l'âge, les autres l'étaient prématurément par un système vasculaire déjà altéré. La grippe a rempli un rôle d'agent provocateur; on peut considérer que beaucoup de malades étaient atteints d'une albuminurie latente. En tout cas j'ai constaté qu'un grand nombre de grippés succombent par leur cœur et surtout par leur rein.

Le traitement consiste surtout dans les médications capables de faire fonctionner le rein; le régime lacté, les diurétiques, les ventouses sèches sur la région lombaire, les injections d'éther, de caféine, dans les formes adynamiques les injections de sérums artificiels.

B. *Maladies infectieuses chroniques.* — TUBERCULOSE. — L'albuminurie peut accompagner toutes les manifestations de la tuberculose. Durand Fardel a démontré la présence des bacilles de Koch dans les capillaires du rein, dans les formes aiguës; cet organe peut donc être lésé directement par l'agent pathogène de la tuberculose.

L'albuminurie peut précéder les symptômes de la tuberculose. Lorsqu'elle est cyclique à type matinal, elle est considérée par M. le professeur Teissier comme une manifestation *prétuberculeuse* et elle acquiert dans ces conditions une valeur dans le diagnostic. M. Teissier recommande de ne pas proscrire du régime de ces malades la viande et le poisson. Dans ces cas le but à réaliser est avant tout de lutter contre la dénutrition, c'est à l'usage des matières grasses, dit-il, qu'il faut avoir recours : viandes grasses, porc frais froid, foie gras beurré, huile associée aux conserves de sardines : le vin de Bordeaux comme boisson, les bières, même celles qui sont le plus alcoolisées.

Le lait n'aura qu'une influence très secondaire,

cette albuminurie prétuberculeuse résulterait de l'irritation rénale provoquée par la tuberculine.

La tuberculine de Koch en effet détermine parfois l'albuminurie. Produit-elle des lésions, ou réveille-t-elle des altérations? C'est là une question théorique encore en suspens. Toujours est-il qu'au point de [vue thérapeutique on doit s'abstenir de la tuberculine qui a donné déjà bien des mécomptes, aussi bien que du nouveau produit récemment préconisé par Koch, et qui, à cause de son impureté, doit être écarté.

Un certain nombre de malades entrent dans la tuberculose par l'albuminurie ; ils maigrissent, ont de la fièvre, quelques douleurs dans la région lombaire, mais c'est par l'analyse de l'urine que le diagnostic peut seul se faire. Outre l'albumine l'urine renferme du pus, et au microscope on rencontre avec des cylindres des cellules en voie de désintégration moléculaire, ainsi que des débris dans lesquels on peut reconnaître des cellules géantes ; enfin l'examen bactériologique et l'inoculation au cobaye, dans les cas douteux. permettent de reconnaître avec certitude la tuberculose à début rénal.

Cette forme est, en général, grave, car les autres organes de l'appareil génito-urinaire sont le plus souvent atteints en même temps. Cependant, dit M. Brault, il n'est pas douteux que la tuberculose du rein puisse guérir. On sait que les autopsies révèlent la cicatrisation et la calcification des tubercules du rein quand ils sont peu nombreux et isolés. Les malades seront donc soumis au régime lacté, mais pas exclusivement. Les symptômes douloureux de la cystite tuberculeuse seront combattus par des lavages boriqués de la vessie et par les injections de cocaïne; les lavements ou les suppositoires renfermant de l'opium et de la belladone calmeront les symptômes aigus; enfin on évitera la médication par les balsamiques à laquelle on serait tenté de recourir, sauf la créosote, qui, d'après M. Bouchard, ne provoque pas l'albuminurie.

Dans la deuxième période de la tuberculose l'albuminurie résulte des toxines provenant des infections secondaires qui se réalisent dans les cavernes en formation et qui s'accompagnent toujours de congestion pulmonaire. Dans ces conditions, on ne luttera pas contre cette congestion par l'application de vésicatoires, mais par des ventouses sèches, des cataplasmes sinapisés, des pointes de feu.

Les tuberculeux peuvent présenter de l'albuminurie pour les causes les plus diverses; leur estomac est presque toujours atteint, ainsi que Marfan l'a démontré; l'intestin est également infecté; quant au foie, les produits toxi-infectieux qu'il est chargé de retenir et de détruire atteignent ses cellules en les infiltrant de substances stéatosantes pour le protoplasme et sclérosantes pour les éléments interstitiels. Tous ces troubles des organes digestifs isolés, ou combinés, réalisent les différentes formes d'albuminurie non brightique. Dans ces formes le traitement doit viser non pas le rein, mais les organes digestifs. C'est le traitement de la dyspepsie gastro-intestinale qui doit intervenir.

Syphilis. — Le poison syphilitique peut frapper le rein à toutes les périodes de la maladie. A la période secondaire le malade peut être pris d'œdème, tandis qu'il se plaint de fatigue, de malaise et que sa face devient bouffie, pâle, anémique. L'albuminurie est abondante, et abandonnée à elle-même elle peut arriver en peu de jours à l'urémie.

Ce qui est particulier à cette forme de l'albuminurie, c'est qu'elle peut guérir radicalement sous l'influence du traitement mercuriel intensif. C'est même là un élément diagnostic. Mais il faut surveiller avec soin son application pour éviter la stomatite mercurielle. Le mercure qui est contre-indiqué dans toutes les autres formes d'albuminurie, est au contraire très efficace dans celle-ci. Les frictions mercurielles agissent mieux et plus vite que les préparations de mercure prises à l'intérieur. Le lait peut d'ailleurs être donné en même temps.

Dans la syphilis ancienne, l'apparition des symptômes se fait plus lentement, et l'albuminurie prend les allures de celle qu'on observe dans la néphrite interstitielle. Et en effet un grand nombre de brightiques albuminuriques représentent la forme terminale dans l'âge mûr d'une syphilis contractée dans la jeunesse et qui, paraissant guérie, a été insuffisamment soignée. Cependant l'existence de la syphilis implique une direction spéciale à donner au traitement. Au lieu de donner au malade de l'iodure de sodium à petites doses pendant longtemps, on emploiera des doses fortes d'iodure de potassium, car cette médication est parfois suivie d'effets remarquables; elle peut améliorer, enrayer et guérir même des malades considérés comme perdus.

Dans le cours de la syphilis comme dans celui de la tuberculose, l'albuminurie peut être sous la dépendance de la dégénérescence amyloïde du rein. Un grand nombre d'autres causes, surtout les suppurations, peuvent provoquer cette infiltration de substance spéciale dans les parois des artérioles du rein du foie, de la rate. Cette matière azotée est excessivement résistante et ne se laisse pas dissoudre par les acides. De là une impossibilité d'agir sur elle par les médicaments. Bartels aurait obtenu des bons effets à l'aide de l'iodure de potassium. L'indication principale consiste à tonifier le malade. Malgré son albuminurie, on lui donnera de la viande, du vin, du fer, du quinquina, de l'huile de foie de morue, des inhalations d'oxygène, des bains salés.

Impaludisme. — L'albuminurie s'observe dans le cours de la fièvre intermittente, mais c'est là un symptôme accessoire dépendant de la fièvre et qui ne présente aucune indication spéciale. Il n'en est plus de même des formes dans lesquelles l'agent du paludisme frappe violemment le rein, y détermine une néphrite aiguë, s'accompagnant parfois d'hématurie. Certains accès pernicieux peuvent revêtir le masque de l'urémie. Dans ces cas la révulsion sur la région lombaire, et la quinine à haute dose sont les éléments principaux du traitement, auquel il faut joindre la médication diurétique. J'ai observé un cas d'albuminurie intermittente guérie par la quinine.

C. *Intoxications.* — ALBUMINURIE CANTHARIDIENNE. — Cette albuminurie est une des plus fréquentes; elle est souvent provoquée par le médecin et résulte de l'emploi de vésicatoires. Certaines personnes semblent prédisposées. Ce sont celles qui vraisemblablement présentent une susceptibilité de leur rein d'origine héréditaire, ou qui ont déjà eu sur cet organe une atteinte de néphrite passagère, qui y a laissé une trace latente.

Il est rare que cette intoxication se manifeste par l'œdème ou par l'urémie; le plus souvent c'est la cystite qui attire l'attention. Le malade se plaint d'avoir des envies fréquentes d'uriner, et il éprouve des douleurs quelquefois très vives après la miction. Il souffre en même temps dans la région lombaire; c'est moins une douleur intense, qu'une sensation de pesanteur profonde et d'endolorissement de la région. L'urine renferme non seulement de l'albumine, mais parfois du sang. Il n'est pas rare que le malade soit en proie à des érections très pénibles et persistantes.

Les cliniciens sont aujourd'hui très partagés sur l'utilité du vésicatoire; il est certain que s'il présente des avantages indéniables comme révulsif, ses inconvénients doivent le faire écarter dans un grand nombre de cas. On l'emploie trop souvent dans les maladies aiguës du poumon; ses avantages comme révulsif dans ces cas me paraissent compensés en principe par ses dangers, car par la plaie cutanée qu'il détermine, il peut devenir une porte d'entrée pour les infections secondaires. Chez certains individus dont l'état général n'est pas bon, le vésicatoire constitue une plaie qui se cicatrise mal. J'ai vu quelquefois à l'Hôpital des Enfants des plaies devenir de véritables ulcères, et parfois même être le siège de gangrène. Il n'est pas rare que le vésicatoire s'enflamme et soit le point de départ d'une lymphangite superficielle, mais qui peut également gagner les lymphatiques profonds et déterminer la suppuration de ganglions lymphatiques. On conçoit l'effet funeste de ces complications qui s'ajoutent à la néphrite cantharidienne.

Il est donc prudent avant de prescrire un vésicatoire de questionner le malade pour savoir s'il n'a pas eu de vésicatoire antérieurement, et s'il les a bien supportés; il convient également d'examiner auparavant l'urine, et dans le cas où l'on rencontre de l'albumine, il vaut mieux, quand on a le choix, recourir à un autre mode de révulsion.

M. Potain a signalé des cas dans lesquels à la suite d'un vésicatoire s'était déclarée une albuminurie brightique chronique.

Le traitement consiste, outre le régime, à donner au malade du lupulin, du bromure de camphre, et des suppositoires calmants, afin d'amener une sédation des symptômes douloureux de la région génito-urinaire.

INTOXICATION PAR LE TABAC. — La possibilité de vivre résulte de ce que l'organisme élimine les poisons qu'il élabore. Mais la nature lui a donné un pouvoir d'élimination bien supérieur à celui nécessaire pour se débarrasser de ses auto-intoxications.

L'usage du tabac est devenu si répandu qu'il est devenu avec l'alcool un des principaux soutiens des finances de l'État.

L'action du tabac n'a pas été étudiée avec toute la rigueur scientifique voulue. On y apporte de la passion de part et d'autre. Les faits sur lesquels on s'est appuyé pour rechercher l'action du tabac ont été empruntés à la physiologie expérimentale. Ces résultats sont fort intéressants, mais ils ne sont pas directement applicables à l'homme; on a fait ingérer aux animaux du tabac, et surtout on leur a injecté de la nicotine : ces conditions sont trop différentes de l'usage que les humains en font, les animaux s'étant toujours refusés à fumer le tabac, sauf les grenouilles, qui ne s'y soumettent qu'à leur corps défendant.

Cependant l'observation nous apporte certains faits qui nous permettent d'élucider quelque peu l'action du tabac. Il suffit d'observer un jeune collégien qui fume un cigare pour la première fois. L'effet n'est pas constant, mais fréquent.

Les premières bouffées sont aspirées avec ardeur, et une expression de satisfaction se dessine tout d'abord sur le visage du novice. Il est heureux de faire constater qu'il n'est plus un enfant, il croit se donner ainsi un attribut de la virilité. Il est bientôt envahi par des sensations agréables, mais de courte durée; il éprouve une diminution dans la sensation du poids, il se sent plus léger; c'est le prélude du vertige. Peu après le sol lui paraît un peu moins résistant, et les compagnons du jeune homme constatent qu'il devient pâle. Si on le lui fait remarquer, il proteste avec énergie, tout en aspirant vivement la fumée; il est vexé qu'on mette en doute sa résistance, mais pour prouver sa gaieté il rit jaune, cette expression commune exprimant parfaitement le spasme des capillaires cutanés. En général il ne s'arrête pas à ce premier malaise, il met son amour-propre à persister surtout s'il est en compagnie. Mais la scène ne tarde pas à changer d'aspect. Il ne fait plus le malin comme on dit; en proie au vertige, aux défaillances, il devient moins loquace et recherche l'isolement. Les vomissements ne tardent pas à apparaître. Souvent ils ne se répètent pas, mais en général ils se reproduisent et obligent le débutant si brillant tout à l'heure à rester étendu comme en proie à un violent mal de mer.

Le jeune fumeur ne se laisse pas rebuter par ce début désobligeant. Il sait par l'expérience des autres que cet effet ne dure pas; il recommence bientôt, éprouve des malaises moins accentués et qui diminuent à chaque tentative. Au bout de peu de temps l'accoutumance est établie, il est consacré fumeur. La cigarette, le cigare, la pipe, tout lui est bon, pourvu qu'il s'entoure d'un nuage de fumée et qu'il absorbe de la nicotine.

Mais cependant sa première tentative est une expérience physiologique qui révèle l'action du tabac. Plus tard dans l'existence, quand il sera profondément intoxiqué, nous retrouverons les mêmes symptômes, mais défigurés et par conséquent plus difficiles à dépister.

Le premier effet du tabac c'est d'exciter la salivation. Cet effet serait utile si la salive avalée ne renfermait pas la nicotine. Celle-ci, nous l'avons vu, agit puissamment sur la muqueuse de l'estomac puisqu'elle détermine le vomissement, mais chez le fumeur mithridatisé, cet effet ne se produit plus, mais c'est la dyspepsie qui s'établit. Chez quelques individus elle devient si intense qu'ils renoncent bientôt spontanément au tabac. Mais ceux dont la dyspepsie est peu marquée et reste latente, s'enfoncent de plus en plus dans leur habitude, qui devient un besoin. Comme la morphine, l'alcool, la cocaïne, l'éther, le café, le tabac devient une habitude, si bien que sa suppression est l'origine de malaises tellement violents, que j'ai vu des malades préférer la mort plutôt que de renoncer à l'action de la nicotine.

La dyspepsie est un symptôme fréquent de l'intoxication par le tabac ; il n'est pas constant, mais on peut dire que la plupart de ceux qui fument avec exagération sont ou bien des dyspeptiques déclarés, ou des dyspeptiques latents, dont les troubles digestifs se traduisent par des symptômes larvés.

C'est donc là une raison pour laquelle les albuminuriques devront s'en abstenir.

Mais ce n'est pas tout. L'action du tabac sur le cœur est une de celles qui sont le plus nettement établies. La nicotine a une prédilection pour le système nerveux du cœur, et l'angine de poitrine en est fréquemment l'expression douloureuse et grave. En général l'angine de poitrine du tabac n'est pas mortelle. Elle se traduit par des sensations pénibles dans la région du cœur, qui devient même parfois sensible à la pression, quelques points de névralgie intercostale précordiale venant s'ajouter à la névralgie du plexus cardiaque. Ces signes prédominent après les repas pendant la digestion ; un peu de dyspnée ne tarde pas à apparaître, sous l'influence d'efforts peu intenses, puis les crises douloureuses entrent en scène avec leurs irradiations dans le bras gauche, dans la poitrine et dans le dos.

Beaucoup d'albuminuriques brightiques dont le cœur est déjà le siège de myocardite, présentent ces symptômes avec intensité après une quantité relativement petite de tabac absorbé.

Mais ce qui me paraît encore plus grave, bien que cela ne soit pas encore une notion tout à fait classique, c'est que je considère que le tabac est une des causes de l'artério-sclérose. Je ne pense pas que par lui-même et seul il puisse déterminer cette lésion généralisée. Mais son action puissante s'ajoute à celle de l'arthritisme, de la goutte, du saturnisme, du paludisme, de l'alcoolisme, de tous les reliquats toxi-infectieux.

Tant que l'organisme est jeune et résistant, il élimine aisément les poisons, et le fumeur n'a rien à craindre. Mais par les progrès de l'âge, les éléments anatomiques se minéralisent, les mutations nutritives sont ralenties, et tous les poisons qui étaient sans effets jusqu'alors « mordent » sur l'individu. Le malade s'insurge contre la défense de fumer en disant : « Mais comment! j'ai usé du tabac depuis trente ans sans en éprouver aucun fâcheux effet, et voilà que tout d'un coup vous me le défendez! Ce ne peut certes pas être cela qui me fait mal; d'ailleurs quand je le suspends, je suis plus malade. » A ce raisonnement qui paraît juste, le médecin se trouve dans la nécessité de démontrer au malade son erreur par des considérations désobligeantes : son organisme est devenu vieux, il n'élimine plus son tabac avec une rapidité suffisante; dès lors ce poison retenu dans les vaisseaux contribue à les altérer et à déterminer l'artério-sclérose, et c'est pourquoi le brightique albuminurique est exposé à mourir subitement quand il fume trop.

M. Polain insiste sur le peu d'importance de la quantité de tabac absorbé. Quand un malade a des accidents, ce n'est pas la diminution du tabac qu'il faut, c'est sa suppression totale. Car l'organisme paraît saturé, et une quantité minime peut provoquer le spasme des vaisseaux cardiaques et la mort subite.

Après avoir signalé ces faits, il convient, pour ne pas noircir le tableau comme à plaisir, de dire qu'un grand nombre d'albuminuriques fumant modérément ne voient pas leur état aggravé par le tabac. Mais il en est de cela comme des alcooliques qui vivent très vieux sans accidents. Ce sont des exceptions.

Tout albuminurique soucieux de sa santé doit s'abstenir de tabac.

Mercure. — Le mercure est devenu un médicament tellement employé, qu'on le rencontre dans toute pharmacie de famille. C'est sous forme de liqueur de Van Swieten qu'il y pénètre. Ce médicament qui inspirait tant d'horreur que certains charlatans croient encore aujourd'hui de leur intérêt de faire savoir au public qu'ils guérissent les maladies « sans mercure » a son droit de cité dans les milieux les plus purs. C'est le calomel qu'on donne aux enfants pour les purger, ou aux adultes pour leurs congestions du foie; ce sont les injections vaginales au sublimé; bref, sous prétexte que c'est le meilleur antiseptique, on met le mercure à toutes les sauces, et il pénètre ainsi dans l'organisme par des voies très diverses, qui sont souvent difficiles à dépister.

D'une façon générale tout albuminurique qui n'est pas syphilitique doit écarter le mercure de son hygiène thérapeutique habituelle, car le mercure peut provoquer par lui-même de l'albuminurie. Dans l'intoxication aiguë, les lésions de la néphrite toxique sont très accentuées, mais dans l'intoxication lente, ces lésions, d'abord guérissables, peuvent devenir chroniques.

J'ai observé une malade atteinte d'une albuminurie importante provenant de ce qu'elle prenait, depuis un an qu'elle avait accouché, tous les jours une injection vaginale couchée, avec du sublimé. Il a suffi de découvrir cette cause pour voir l'albuminurie disparaître définitivement. Mais auparavant le diagnostic s'était égaré sur des fausses pistes. La suppression de ces injections eut un meilleur résultat que le régime lacté.

Quand le sublimé est insuffisamment éliminé par les reins, il provoque la diarrhée, et surtout la stomatite. Ce que l'on considère comme une susceptibilité individuelle vis-à-vis de certains médicaments ne dépend souvent que d'une élimination rénale incomplète.

Plomb. — Il n'y a pas que les ouvriers qui manient le plomb dans leur profession qui soient exposés à l'intoxication lente par le plomb et par conséquent à devenir albuminuriques. Mais à tout instant dans la vie nous sommes menacés par le plomb dont nous ne soupçonnons pas l'existence. Le plomb pénètre fréquemment par les voies digestives. Le *pain* peut en renfermer quand il est cuit dans des fours chauffés avec du bois peint à la céruse; la *viande*, quand elle est hachée avec des appareils en plomb; les *bonbons* et les *pâtisseries* enveloppés dans du papier d'étain ou colorés avec du chromate de plomb; le *gibier* mariné avec le plomb de chasse qui l'a tué; les *conserves alimentaires* renfermées dans des boîtes soudées à l'étain.

L'*eau* est la cause d'un grand nombre d'intoxications lentes, quand elle passe dans des tuyaux en plomb, ou quand elle est conservée dans des réservoirs faits avec un alliage de ce métal.

Le *vin*, la *bière*, les *eaux-de-vie*, sont parfois traités par la litharge, ou par l'acétate de plomb pour les clarifier.

L'*eau de Seltz* est en contact avec le plomb du siphon. Les enfants sont souvent intoxiqués par leurs jouets en plomb et les femmes par la poudre de riz et les fards.

La multiplicité des portes d'entrée du plomb explique comment il se fait que son action est si souvent méconnue. Un grand nombre d'albuminuries ont pour origine des intoxications saturnines non professionnelles, et l'urémie est souvent l'aboutissant d'une néphrite saturnine méconnue.

Cette cause d'albuminurie dépend donc de l'hygiène défectueuse, elle est d'autant plus dangereuse, qu'elle est lente et insidieuse. La quantité de plomb absorbée par l'eau est minime; elle ne produit pas les effets dramatiques de la colique de plomb. Elle met huit, dix, douze ans à amener les premiers malaises. On est d'autant plus profondément intoxiqué qu'on ne soupçonne pas la cause du mal et qu'elle continue à agir. Beaucoup d'albuminuries qu'on attribue à l'artério-sclérose, à la rouille de la vie, sont des néphrites saturnines ignorées. L'hérédité de l'albuminurie s'explique dans quelques cas par ce fait que les enfants boivent pendant des années l'eau chargée de plomb de la maison paternelle. Enfin, ainsi que nous le verrons plus loin, certaines albuminuries chez les enfants sont des albuminuries toxiques, qui peuvent être provoquées par le plomb; en général elles disparaissent quand l'enfant avance en âge. Mais la guérison coïncide avec l'époque où le jeune homme quitte la maison où il a été élevé et contaminé.

On peut lutter et écarter certaines causes d'empoisonnement, mais celle par le plomb, quand il pénètre à si petites doses, n'y a-t-il aucun moyen de la reconnaître? Il faut avouer que les meilleurs cliniciens passent à côté de la véritable cause. Cependant quelques-uns, plus avisés, doivent penser au plomb et en rechercher les quelques indices révélateurs. Il ne faut pas compter sur les coliques de plomb ou sur les paralysies. Ce sont des symptômes que l'on observe surtout chez ceux qui par leur profession manient le plomb et qui en absorbent d'assez fortes quantités. Le signe le plus constant est le *liséré gingival*; il peut cependant faire défaut chez certains intoxiqués qui brossent fortement leurs dents et prennent de grands soins de propreté, puisque ce liséré serait le résultat d'une imprégnation de la muqueuse gingivale par du sulfure de plomb formé par l'action de l'hydrogène sulfuré qui se trouve normalement dans la bouche et agit sur le plasma sanguin chargé de plomb. Ce sulfure de plomb se déposerait par transsudation sur les muqueuses.

Les saturnins ont en outre le teint pâle et anémique ; ils sont amaigris par suite d'un état dyspeptique chronique accompagné d'une fétidité particulière de l'haleine. L'artérite et l'angine de poitrine ne sont pas des affections exceptionnelles. C'est qu'en effet cette intoxication lente est une cause d'altération artérielle généralisée, et l'artério-sclérose n'est très souvent que l'aboutissant de l'intoxication saturnine méconnue. On sait que la modalité de la nutrition imprimée à l'organisme par le plomb peut provoquer la goutte saturnine.

En étudiant les symptômes de ce que l'on appelle l'encéphalopathie saturnine on peut mettre en doute l'autonomie de cette manifestation, dont les symptômes peuvent être attribués en partie à l'hystérie et en partie à l'urémie.

J'ai insisté quelque peu sur cette intoxication par le plomb à cause de sa fréquence et de sa gravité. C'est à l'hygiène prophylactique que revient le soin de combattre cette cause d'albuminurie.

Après l'avoir écartée, on peut améliorer et guérir cette albuminurie par quelques moyens thérapeutiques. En même temps que le régime lacté, on donnera au malade de l'*iodure de potassium*. Ce médicament favorise l'élimination du plomb par les reins. On doit le donner à petites doses interrompues de temps en temps.

Semmola a récemment recommandé l'emploi de l'*électricité* sous forme de courants continus, le long de la colonne vertébrale, dont les effets seraient d'activer les échanges nutritifs et de produire ainsi un mouvement de désassimilation qui faciliterait l'élimination du plomb par les urines lorsque les reins sont encore perméables.

Il est classique de recommander les *bains sulfureux*. Étant donnée l'anémie profonde des saturnins, le fer et surtout le *protoiodure de fer* est bien indiqué. C'est dans ces cas d'albuminurie que le fer peut donner de bons résultats.

Alcool. — Il suffit qu'un albuminurique absorbe une certaine quantité d'alcool pour augmenter immédiatement le taux de son albumine. Souvent l'action de cette substance ne se borne pas à cette irritation platonique, et des malaises ou des accidents graves peuvent en être la conséquence. L'attaque d'urémie peut même apparaître dans ces conditions. Il est donc certain que l'alcool est une substance nuisible pour le rein. Elle l'irrite et y détermine un degré variable de congestion.

Les albuminuriques doivent s'en abstenir d'une façon absolue.

Mais si ce fait est bien démontré, on peut se demander si l'usage de l'alcool peut déterminer de l'albuminurie. L'alcool est le principal facteur de la dégénérescence vasculaire et viscérale — par ce fait il joue un rôle important dans la pathogénie des albuminuries. Cependant Krukenberg a récemment décrit une néphrite alcoolique spéciale. Il a pu la reproduire expérimentalement en se servant du hérisson, animal qui affectionne particulièrement les boissons alcooliques. Est-ce l'alcool lui-même qui provoque la lésion? L'ère de discussion n'est pas close. On a incriminé successivement l'alcool, les essences et toutes les substances toxiques en nombre infini qui servent aujourd'hui aux falsifications de l'alcool.

M. Lancereaux vient de mettre en lumière l'action du sulfate de potasse dans la cirrhose.

Les vins plâtrés déterminent au même titre la sclérose hépatique et la sclérose rénale, ces deux organes étant fonctionnellement solidaires.

L'hygiène thérapeutique est donc fort simple à formuler. Si on ne peut pas échapper au plomb, il dépend de chacun de se soustraire à l'influence nocive de l'alcool et du vin. Mais la plus grande difficulté provient non seulement des habitudes invétérées, puisqu'on sait que qui a bu boira, mais aussi de certains aphorismes d'hygiène enracinés : un bon verre de vin n'a jamais fait de mal à personne. Le vin soutient. L'eau est bonne pour les grenouilles, etc. Il faut avouer que les médecins sont trop souvent la cause involontaire de l'intoxication des gens du monde surtout. En prescrivant les soi-disant vins fortifiants dont la réclame des industriels nous inonde, certains malades y prennent un goût trop vif, et s'intoxiquent d'autant plus profondément et insidieusement que l'alcool les pénètre sous le couvert de la gaieté et d'une force apparente, qui, pour être maintenue à niveau, exige des doses croissantes du tonique qui ne saurait faire de mal, puisqu'il a été recommandé par le médecin.

D. *Maladies de la nutrition.* — GOUTTE. — Tous les goutteux sont albuminuriques. C'est qu'en effet l'albumine peut se présenter à toutes les périodes de la goutte. Elle peut même précéder toutes les autres manifestations goutteuses.

La goutte est rare chez l'adolescent, et cependant elle marque déjà son empreinte héréditaire.

M. Teissier a décrit un type d'*albuminurique cyclique diurne arthritique*. Cette forme se rencontre surtout chez les enfants des rhumatisants, des goutteux ou des diabétiques. Il considère que l'albuminurie révèle dans l'espèce, la prédisposition à la goutte ou à la dyscrasie urique ; et étant donné que le goutteux en préparation présente de par l'hérédité une susceptibilité spéciale du filtre glandulaire, le savant professeur de Lyon recommande de n'autoriser ces jeunes gens albuminuriques à user du vin et de la viande qu'avec certaines réserves. Il ajoute : « Le choix des moyens d'alimentation ne laisse pas souvent que d'être très embarrassant, d'autant même que si la prédisposition uricémique et l'irritabilité du rein proscrivent l'usage excessif des viandes fortes, la tendance à la nutrition retardante ne permet pas de compenser l'insuffisance de l'alimentation azotée par l'ingestion exagérée de matières grasses. On s'adressera donc de préférence aux œufs, aux viandes blanches et gélatineuses, au jambon, au porc frais, à l'agneau, au mouton, mais surtout aux légumes féculents. »

A côté de cette forme MM. Lecorché et Talamon décrivent une *albuminurie précoce* qui précède les manifestations goutteuses articulaires. Elle résulte de l'action irritante de l'excès d'acide urique dans le sang dont l'excrétion incessante en quantité excessive et anormale déterminerait une lésion analogue à celle déterminée par le phosphore : c'est la nécrose de coagulation d'Ebstein, altération habituelle dans la néphrite goutteuse.

Cette forme d'albuminurie est fort importante, car par un travail lent de désorganisation elle aboutit finalement à l'atrophie goutteuse du rein.

La dyspepsie est le compagnon constant de la plupart des goutteux. Les uns se plaignent de leur estomac, mais en général les goutteux sont fiers de leur estomac et le considèrent comme un organe fonctionnant supérieurement. Et cependant ils ont de la dyspepsie latente ou larvée : dans ces conditions les goutteux peuvent avoir de l'*albuminurie gastrique goutteuse*, dont l'intermittence est un des caractères.

Il en est de même de l'*albuminurie goutteuse aiguë*, qui apparaît vers le quatrième ou cinquième jour de l'attaque de goutte articulaire. Si l'albuminurie préarticulaire existe, la crise douloureuse l'exagère, sinon elle disparaît peu à peu en même temps que les urines deviennent moins denses et que la quantité d'acide urique revient à la normale.

Dans la goutte chronique et confirmée, l'albuminurie peut dépendre de plusieurs causes et suivant le diagnostic de celle-ci, le traitement est différent. L'*albuminurie du rein goutteux* résulte d'une néphrite spéciale résultant d'infiltration d'urate de soude dans la région des pyramides.

L'albumine est abondante et sa quantité s'exagère par une foule de causes.

Le traitement a une grande influence sur la marche de cette néphrite, qui peut exister pendant très longtemps avec un état de santé relativement bon. La lésion n'est pas généralisée; elle présente des foyers de néphrites partielles. La partie restée saine suffit aux fonctions du rein dans les conditions habituelles. C'est pourquoi ces malades doivent être très scrupuleux dans leur hygiène. Les organes sains étant chargés du travail de ceux qui sont altérés, sont prédisposés à l'action nocive des moindres influences irritantes portant sur le rein. Celui-ci peut donc pendant des années suffire à sa tâche, et c'est ainsi que s'explique que l'on rencontre nombre de goutteux albuminuriques depuis longtemps et supportant très bien leur lésion. Mais toute cause de congestion rénale peut déterminer l'urémie. Celle-ci est curable quand les phénomènes d'œdème aigu qui caractérisent la congestion disparaissent. Parfois la goutte disparaît d'une articulation atteinte, et par une métastase si particulière aux allures des manifestations arthritiques, le rein peut être profondément congestionné par une hyperémie goutteuse intense ; c'est l'*albuminurie par goutte déplacée et remontée.* Si la décongestion n'arrive pas rapidement, le malade peut succomber par urémie rapide.

A ces malades sont applicables toutes les indications d'hygiène thérapeutique des brightiques. Cependant le fait qu'ils sont goutteux implique une médication spéciale et un pronostic moins grave, en général.

C'est également chez les goutteux que l'on peut rencontrer l'*albuminurie par néphrite interstitielle goutteuse.* Ses symptômes sont ceux du mal de Bright, mais l'évolution est plus lente, et peut subir des temps d'arrêt qui font croire à une guérison. Outre les lésions de la néphrite interstitielle ordinaire, on trouve au niveau du rein des kystes disséminés dans le parenchyme. Ils sont constitués par des tubes urinifères dilatés et renferment un mélange d'urine et d'urate de soude.

Indépendamment de ces nombreuses formes d'albuminurie chez le goutteux, il en est d'autres encore, qui sont liées à la présence de gravelle, dont on connaît l'étroite parenté avec la goutte.

L'*albuminurie des graveleux* est le plus souvent liée à la pyélonéphrite calculeuse.

A ces malades on recommandera d'éviter les excès alimentaires, et d'user largement des végétaux, surtout des légumes verts et des fruits et d'user très modérément des farineux et du sucre.

Les boissons seront abondantes, car elles diminuent l'acide urique. Les eaux légères comme l'eau d'Evian, les bains chauds sont utiles, mais les bains froids de mer sont nuisibles. Par contre, le séjour au bord de la mer est salutaire à ces malades.

Parmi les médicaments, le *bicarbonate de soude* empêche les dépôts d'acide urique de se former; pris pendant longtemps à doses suffisantes, il s'oppose à la formation des sédiments uratiques. M. Bouchard proteste contre le jugement sommaire de Trousseau qui l'a accusé de produire l'anémie, des hémorragies, la faiblesse. Cependant c'est une médication qui doit être maniée avec délicatesse; on ne la prescrira pas aux cachectiques ni aux vieillards, elle doit être interdite dans la goutte atonique. C'est dans le même ordre d'idées qu'on emploiera l'eau de Vichy et de

Carlsbad. Le *sulfate de soude* employé à petites doses donne souvent de bons résultats.

M. Bouchard recommande vivement le *carbonate de potasse chimiquement pur.* « J'ai donné, dit-il, ce sel à la dose de 3 grammes par jour, sans interruption pendant plus de six mois, et j'ai assisté à une véritable renaissance, à une amélioration considérable de l'état général, sans rien qui ressemblât de près ou de loin à la prétendue cachexie alcaline. J'ai voulu établir que l'emploi des sels de potasse est loin d'être aussi dangereux qu'on l'a prétendu, et je puis dire que si l'on désire augmenter l'alcalinité non plus du sang, mais des tissus, la potasse doit être préférée à la soude. »

La clinique a démontré l'efficacité des *sels de lithine*; ils doivent être employés pendant longtemps et en suffisante proportion. A petites doses leur effet est nul. On a récemment préconisé la *pipérazine*; les résultats obtenus sont contradictoires; il est donc impossible de se prononcer sur sa valeur thérapeutique.

L'*acide benzoïque*, le benzoate de soude, le benzoate de lithine, sont surtout indiqués quand il existe des altérations dans les muqueuses des voies urinaires; cet agent paraît utile dans certaines formes d'albuminurie avec catarrhe des voies urinaires. C'est dans le même ordre d'idées qu'on a préconisé l'*huile de Harlem*; mais, ainsi que le fait observer M. A. Robin, il faut n'en user qu'avec prudence à cause de son action irritante sur l'estomac.

Parmi les eaux minérales qui rendent des services suivant le tempérament de chaque malade, on peut choisir entre Vjchy, Vals, Evian, Contrexéville, Vittel, Martigny, Pougues, Carlsbad, Capvern, Royat, Forges-les-Eaux, Schwalbach, Spa, Franzensbad.

Je terminerai ce chapitre, sur lequel j'ai insisté à cause de la grande fréquence des manifestations goutteuses albuminuriques, en insistant sur l'hygiène prophylactique. C'est qu'en effet l'hérédité est toute-puissante dans cette diathèse. En présence d'un enfant issu de goutteux il n'est pas malaisé de prédire toutes les maladies auxquelles il est prédestiné. En suivant l'hygiène commune, c'est-à-dire le laissant vivre dans les conditions dans lesquelles ses parents sont devenus goutteux, c'est l'abandonner à la fatalité de son hérédité et de son milieu. Or, nous possédons des moyens puissants pour modifier le tempérament pendant l'enfance. Mais il faut agir dès la naissance, car nous avons vu que de très bonne heure apparaîtront l'albuminurie intermittente arthritique et l'albuminurie précoce goutteuse préarticulaire.

L'entrée en scène de ces premiers troubles indique que le tempérament est définitivement constitué. Le médecin peut désormais améliorer l'état constitutionnel, mais il ne peut plus changer la constitution, résultat qu'il aurait pu obtenir en s'y prenant à temps, et en appliquant les données de l'hygiène thérapeutique de la période de croissance.

Diabète. — La suractivité imposée au rein par l'élimination du sucre et du surcroît de liquide de l'eau de solution qu'il attire, explique théoriquement la fréquence de l'albuminurie dans le diabète. Toutefois la physiologie expérimentale démontre que le sucre n'est pas irritant pour le rein. Cependant la clinique prime toutes les considérations; elle montre que 43 pour 100 des diabétiques sont albuminuriques. Il s'agit donc d'une grande fréquence.

Pour imposer une hygiène thérapeutique à ces malades, il serait utile d'être fixé sur les conditions qui déterminent l'albuminurie dans le diabète, et elles sont très nombreuses. Des causes diverses peuvent la produire; souvent elles se combinent et s'associent, ce qui rend le problème plus complexe. Elles constituent ainsi des catégories auxquelles le même traitement n'est pas applicable. L'hygiène qui convient au diabétique obèse n'est pas celle de l'albuminurique diabétique cachectique.

Or l'étude des conditions pathogéniques qui produisent le diabète sont encore trop obscures pour permettre de formuler une théorie précise. S'agit-il d'un ralentissement de la nutrition, comme le soutient M. Bouchard ; ou d'une altération des mutations nutritives suivant l'opinion de M. Robin? Dépend-il d'une exagération dans les fonctions glycogéniques du foie, d'une altération du pancréas, d'un trouble du système nerveux? Ce qui est certain, c'est que les diabétiques présentent des lésions qui ne sont pas suffisamment constantes pour leur attribuer une valeur pathognomonique, mais qui ont cependant une réelle importance au moins comme facteurs de l'albuminurie.

Ce sont la congestion chronique du foie, la dégénérescence graisseuse, la cirrhose hypertrophique parfois pigmentaire du foie, mais surtout les altérations des reins. Le rein est hypertrophié et présente des lésions spéciales au diabétique.

L'épithélium de certains tubes contournés et droits des rayons médullaires est atteint d'une altération analogue à la nécrose de coagulation de Weigert, et Ehrlich a démontré l'existence d'une infiltration glycogénique de l'épithélium.

Ces lésions expliquent suffisamment l'albuminurie dans le diabète.

L'albuminurie des diabétiques peut se présenter sous différentes formes.

La *forme légère*, caractérisée par une petite quantité d'albumine; elle est souvent passagère, quelquefois intermittente, elle peut devenir à la longue permanente.

L'*albuminurie des diabétiques obèses* est celle que l'on observe chez les gros mangeurs, leur foie est hypertrophié; le plus souvent ce sont des albumines d'origine dyspeptique et par conséquent sans gravité.

L'*albuminurie tardive* apparaît dans le cours d'un diabète ancien; son pronostic est sérieux, car il est l'indice, quand l'albumine est abondante, d'une lésion rénale. Cependant même dans cette forme elle peut disparaître sous l'influence du traitement, quitte à revenir avec les écarts de régime.

L'*albuminurie diabétique phosphaturique* a été

surtout étudiée par M. Robin; elle accompagne une élimination surabondante de phosphates : il en résulte une déminéralisation intense de l'organisme, et cette forme peut s'accompagner d'accidents graves.

L'*albuminurie goutteuse des diabétiques* présente toutes les variétés décrites au précédent chapitre. On connaît les grandes affinités morbides du diabète et de la goutte relevant tous deux du tempérament arthritique.

L'*albuminurie toxique* n'est pas rare chez les diabétiques; leur grand appétit et leur soif intense leur font absorber une quantité considérable d'aliments; or nous avons vu combien de produits alimentaires renferment de substances toxiques résultant des falsifications. Les diabétiques sont donc infiniment plus exposés que les autres, à subir l'action de ces poisons alimentaires parce qu'ils en absorbent de fortes quantités, et parce que leur foie, qui remplit un rôle d'arrêt pour les poisons, est toujours lésé dans le diabète. Il convient de ne pas passer sous silence l'influence excessivement fréquente de l'alcool.

Quels conseils d'hygiène donner à ces albuminuriques?

On doit viser en même temps des médications

disparates : la nécessité de fournir à l'organisme une grande quantité d'aliments et de boissons, de lutter contre l'arthritisme, de diminuer la proportion de sucre, de combattre l'albuminurie, tout en maintenant les forces du malade à niveau.

Aliments défendus. — Le sucre, le miel, les raisins, prunes, abricots, pommes, poires, figues, fraises, crèmes, groseilles, cassis, framboises, pêches, ananas, mandarines, oranges, pruneaux, confitures, glaces, entremets, pâtisseries; melons, betteraves, carottes, oignons, raves, navets, radis, haricots, pois, lentilles, fèves, le pain, le riz, la semoule, macaroni, nouilles, vermicelles et les poissons.

La saccharine, d'après M. Robin, doit être absolument défendue; elle devient rapidement nuisible.

Aliments permis. — La viande en petite quantité, cervelle, riz de veau, rognons, les viandes fumées, le jambon, les œufs, le beurre, le lard, l'huile, les fromages frais, la crème, les légumes herbacés, épinards, chicorée, laitue, haricots verts, les choux-fleurs, céleri, toutes les salades; comme fruits, M. Robin ne permet que les amandes, les noix, les olives, les pistaches, les noisettes.

Les pommes de terre doivent remplacer le pain, et en petite quantité. Comme boisson, de l'eau. Le régime ne doit être appliqué qu'avec ménagement et implique une foule de variantes individuelles. C'est ainsi qu'il sera souvent utile de le suspendre, en le faisant alterner avec le régime lacté. Suivant la recommandation de M. Lécorché, il faut louvoyer en traitant tantôt l'albuminurie, tantôt le diabète.

Médicaments. — Sauf l'antipyrine, dont l'usage est dangereux, tous les médicaments préconisés contre le diabète peuvent améliorer l'état des malades. Parmi ceux-ci il convient de signaler le *lactate de strontium* à la dose de 5 à 6 grammes par jour, pendant huit à dix jours.

Le *sulfate de quinine* à petites doses administré pendant longtemps donne de bons résultats dans la plupart des manifestations arthritiques.

Il en est de même de l'arsenic et surtout de l'*arseniate de soude* qui ralentit la glycosurie.

Parmi les alcalins, le *bicarbonate de soude* est un des médicaments les plus utiles ; il agit en même temps sur l'estomac, sur le foie, et possède une action favorable sur l'albuminurie, sur la glycosurie, et sur la production de l'acide urique. Le *carbonate de lithine* à faibles doses est surtout indiqué chez les albuminuriques diabétiques et goutteux; quant à la *magnésie calcinée*, elle remplit des indications de second ordre, mais dont l'importance ne doit pas être négligée chez les malades constipés ou atteints d'hyperchlorhydrie.

Tandis que la belladone ne doit pas être utilisée chez les diabétiques dont le rein est touché, la *codéine* diminue la glycosurie et la polyurie, et par conséquent soulage cet organe. L'*extrait thébaïque* agit de même et ralentit la désassimilation totale; administrés avec prudence chez les albuminuriques, ils rendent des services.

M. Bouchard recommande l'*extrait de valériane* qui diminue l'élimination de l'urée, propriété précieuse quand l'azoturie est intense.

Le *bromure de potassium* a subi des fortunes très diverses; trop prôné par quelques-uns, il a été trop abandonné dans la suite. Il a l'inconvénient de déterminer des phénomènes de dépression quand on l'emploie à doses élevées; prescrit à doses modérées chez les sujets nerveux, il modère les symptômes névropathiques et diminue la glycosurie.

Deux médications doivent être surtout défendues aux diabétiques : l'*antipyrine*, dont l'effet chez les albuminuriques est souvent désastreux, et le *vésicatoire* pour deux raisons : 1° à cause de son action irritante sur le rein, et 2° la tendance aux gangrènes chez les diabétiques légitime cette défense.

En résumé, l'albuminurie chez les diabétiques, malgré la multiplicité de ces causes, ne présente pas un pronostic aussi grave, qu'on pourrait le supposer *a priori*. Même les albuminuries fortes diminuent et disparaissent parfois sous l'influence d'un traitement bien dirigé, et d'une hygiène thérapeutique suivie avec ténacité; aussi Bouchardat a-t-il pu dire avec justesse : « Le diabétique qui se soigne a autant de chance de vivre longtemps qu'un homme en bonne santé. »

Obésité. — En parcourant les ouvrages récents sur l'obésité, je suis étonné de constater que l'albuminurie est passée sous silence, car j'ai constaté l'albuminurie chez les obèses avec une grande fréquence. J'indiquerai succinctement les faits que j'ai observés en les synthétisant et en les rangeant en diverses catégories.

Les obèses sont fréquemment diabétiques et goutteux; on rencontre donc chez eux des *albuminuries goutteuses et diabétiques* décrites précédemment.

Ils présentent en outre fréquemment de l'*albuminurie hépatique des obèses*; elle résulte non seulement de la surcharge graisseuse du foie, mais de la stéatose, de la sclérose, et de la dégénérescence graisseuse; très souvent l'obèse est alcoolique; et il le devient aisément, quelquefois avec des petites quantités d'alcool.

Le traitement de cette forme d'albuminuries vise surtout l'état du foie.

Le cœur est presque toujours altéré dans l'obésité. On y rencontre la surcharge, l'infiltration, la dégénérescence graisseuse. Le pronostic de l'obésité dépend surtout de l'état du cœur. C'est là que réside le danger.

Un grand nombre de causes déterminent chez l'obèse la dilatation cardiaque et l'*albuminurie des obèses par asthénie cardiaque*. Cette forme d'albuminurie peut donner toute la symptomatologie du mal de Bright, y compris les crises d'urémie. Le diagnostic est souvent difficile. Cependant elle est remarquable par la facilité avec laquelle elle guérit sous l'influence du régime lacté, du repos, de la digitale.

L'hygiène est toute-puissante pour maintenir la guérison, il va sans dire que les écarts de régime ou le surmenage sur toutes ses formes est capable de rappeler cette albuminurie dépendant surtout de troubles circulatoires.

Enfin j'ai observé chez les obèses deux autres formes d'albuminurie qui sont sous la dépendance du traitement et qui m'ont paru quelquefois très grave.

La première forme est l'*albuminurie du régime sec chez les obèses.* Parmi les nombreuses méthodes de traitement préconisées contre l'obésité figurent celle d'Œrtel, de Schweniger, adoptées par un grand nombre de cliniciens, dans laquelle la diminution des liquides ingérés joue un rôle important. Or si les effets de ce traitement bien surveillé sont souvent salutaires, il n'en est pas moins vrai que certains obèses ne peuvent pas le supporter, le cœur et le rein présentant rapidement des désordres. En restreignant les liquides, l'urine est plus concentrée et un même volume renferme plus de matières extractives. Celles-ci peuvent devenir irritantes pour le rein chez des individus prédisposés, et l'albumine apparaît. Ces faits se présentent surtout chez les malades qui échappent à la surveillance médicale appliquant leur traitement suivant leur fantaisie, et souvent en l'exagérant. Les albuminuries déterminées dans ces conditions deviennent parfois définitives et incurables.

La deuxième forme est l'*albuminurie thyroïdienne*

des obèses. Depuis les heureux résultats obtenus à l'aide du corps thyroïde dans le myxœdème, beaucoup de médecins ont appliqué cette médication au traitement de l'obésité. L'amaigrissement est souvent très rapide. Mais j'ai constaté quelques cas d'albuminurie qui me rendent très circonspect dans l'emploi de la médication thyroïdienne. On rencontre dans le commerce un grand nombre de préparations bien tolérées, j'ai accusé ces préparations d'être la cause de ces albuminuries et je n'utilise pour mes malades que la *glande thyroïde fraîche*. Elle doit être absorbée le jour même où on l'envoie chercher à l'abattoir, provenant d'un mouton qu'on vient de tuer.

J'ai observé récemment un cas d'albuminurie qui s'est terminée par la mort, après une médication thyroïdienne prolongée. M. le professeur Potain, mon maître, qui a bien voulu examiner mon malade, a conclu comme moi que vraisemblablement la médication thyroïdienne n'était pas étrangère à cette albuminurie mortelle.

Je ne parlerai pas du traitement qu'il convient d'appliquer aux albuminuriques obèses, ce sujet ayant été traité avec tous les développements qu'il comporte dans le volume de cette collection écrit par MM. Proust et Mathieu et intitulé *Hygiène de l'obèse.*

PHOSPHATURIE. — Parmi les substances minérales qui constituent le corps humain, les phosphates ont un rôle considérable. La proportion de ces substances nécessaires à l'édification de l'organisme joue un rôle capital pendant la période de croissance. C'est grâce à elles que se développe le système osseux. Or pendant toute la période de développement la nécessité de trouver dans l'alimentation les phosphates nécessaires à la constitution du tissu osseux est si impérieuse que lorsque l'organisme ne trouve pas ces éléments en quantité suffisante dans les aliments, il les emprunte aux tissus formés qui en contiennent. Ce virement des fonds de la nutrition constitue par lui-même une prédisposition morbide, puisque les organes qui cèdent leur matière minérale se trouvent appauvris, et ceux qui sont ainsi constitués le sont d'une manière anormale. Le système nerveux renferme une grande proportion de phosphore, et c'est à lui que le système osseux les emprunte. Ainsi s'expliquent les troubles nerveux qui éclatent pendant la croissance et qui sont souvent le prélude de maladies nerveuses de l'avenir.

Or dès le jeune âge on constate de la phosphaturie. Au moment du sevrage le rachitisme en est l'expression la plus objective.

Pendant tout le cours de la croissance on peut observer de la phosphaturie, mais on la rencontre surtout aux époques critiques du développement : au moment de la puberté, pendant les poussées de croissance; toutes les infections et les intoxications du jeune âge en sont l'occasion.

La phosphaturie, quelle que soit son origine, s'accompagne fréquemment d'albuminurie, l'abondance des phosphates étant capable de déterminer une irritation du rein.

Comment traiter cette albuminurie phosphaturique? En combattant la cause de la phosphaturie.

Beaucoup de cliniciens, en présence de l'élimination considérable de phosphates et de la déperdition qui en résulte pour l'organisme, prescrivent une des innombrables préparations de phosphate de chaux. Or, il est démontré par l'expérimentation que tous les phosphates minéraux ne sont pas absorbés et qu'on retrouve dans l'urine et dans les matières fécales une quantité équivalente à celle qui a été absorbée. Par conséquent, ces phosphates ne sont pas fixés par l'organisme, et de plus l'observation clinique montre que l'état du malade ne s'améliore pas sous l'influence de cette médication.

C'est qu'en effet si l'organisme perd ses phosphates, c'est parce qu'il existe un trouble profond de la nutrition. L'affinité élective du protoplasma cellulaire pour les phosphates est amoindrie. Or tous les troubles chimiques de la nutrition sont sous la dépendance de la fonction trophique du système nerveux. Tout l'effort de la thérapeutique doit donc le viser. Le problème est difficile à résoudre, car on se trouve enfermé dans un cercle vicieux. La phosphaturie dépend d'un trouble du système nerveux, et à son tour elle provoque un affaiblissement du système nerveux en lui enlevant ses principes alimentaires qui assurent son fonctionnement.

L'*albuminurie phosphaturique*, lorsqu'il n'existe pas de lésion rénale brightique, relève du traitement dont les principaux éléments sont les suivants :

1° *Traiter le système nerveux* par le repos absolu, le calme à la campagne, l'hydrothérapie, la balnéothérapie d'abord chaude, puis tiède et froide si le malade la supporte. On évitera au début les exercices qui sont une source de fatigue ; on ne les reprendra que progressivement à mesure que l'état général s'améliorera. Le travail intellectuel sera suspendu.

L'élaboration des aliments remplit une indication des plus importantes.

Le plus souvent il existe des troubles du *chimisme gastrique*. On recommandera l'usage du lait, des œufs, des farineux, des légumes, du fromage frais.

On suspendra l'usage de la viande, et on n'y reviendra que lentement, en permettant au début le poulet, la cervelle, puis le perdreau, le faisan, puis l'agneau et le mouton; on ne recommandera le bœuf qu'à titre d'exception.

Je sais que ce régime diffère de celui qui est préconisé par beaucoup de cliniciens, qui recommandent aux phosphaturiques une nourriture abondante dans laquelle les viandes saignantes occupent la première place. J'ai été souvent frappé de l'inutilité et du danger de cette médication. Je l'ai abandonnée pour recourir à celle que j'indique, et j'ai obtenu grâce à elle des résultats rapides, et des améliorations que je cherchais en vain à l'aide des « fortifiants ». Le vin, l'alcool, la bière, sont plutôt nuisibles. Plusieurs de mes confrères ont vérifié comme moi les bons effets de la décoction de céréales comme boisson habituelle aux repas.

Bien que cet état de la nutrition dépende surtout de l'hygiène thérapeutique, on peut recourir à quelques médicaments qui bien surveillés peuvent rendre de grands services suivant les indications individuelles. Mais il faut que l'estomac soit en état de les bien supporter.

L'*huile de foie de morue* apporte un surcroît d'aliments à la nutrition. Je prescris des doses minimes au début; une cuillerée à café en commençant chaque repas, puis suivant la tolérance de chacun, j'augmente progressivement la dose jusqu'à trois cuillerées à soupe par jour. Mais j'interromps toujours ce traitement pendant deux jours de suite, chaque semaine; on évite ainsi la fatigue qui peut en résulter pour le malade et surtout l'embarras gastrique qu'un usage prolongé peut faire naître. Pendant ces deux jours de repos, je traite systématiquement et préventivement l'estomac en faisant prendre une poudre dans laquelle sont mélangés le bicarbonate de soude, la magnésie, le sous-nitrate de bismuth, le phosphate de chaux tribasique, la craie préparée.

L'*arsenic* favorise la nutrition, et à faibles doses

il est bien supporté par les phosphaturiques albuminuriques. On l'emploiera sous forme de liqueur de Pearson, et de liqueur de Fowler. M. Potain prescrit souvent les granules de Dioscoride. Après avoir administré le médicament pendant vingt-cinq jours, on le suspendra, puis après quelques jours de repos, surtout chez les sujets jeunes et anémiques, on prescrira le *fer*. Le nombre des préparations est immense, et on pourra en choisir une suivant l'état de tolérance si variable à cet égard. Les préparations qui m'ont donné les meilleurs résultats, sont le tartrate ferrico-potassique, le protoxalate de fer, la teinture de mars.

M. A. Robin préconise pour combattre la phosphaturie les *hypophosphates* qui accélèrent les oxydations organiques, et les *glycérophosphates* qu'il a récemment introduits dans la thérapeutique. Ils sont contre-indiqués, dit-il, chez les phosphaturiques, chez lesquels dominent les phénomènes d'excitation nerveuse; ce sont des médicaments de choix chez les malades déprimés, mais réagissant mal.

M. Robin recommande également l'emploi des *glycérophosphates en injections sous-cutanées*. Dans quelques cas j'ai obtenu des améliorations rapides par cette méthode.

Les *inhalations d'oxygène* pratiquées trois ou quatre fois par jour donnent un coup de fouet à la nutrition, et je ne néglige jamais, lorsque cela est possible, de les utiliser. C'est un excellent adjuvant.

Chlorose. — La multiplicité des théories pour expliquer la nature de la chlorose reflète bien l'obscurité qui règne encore sur cette question. La chlorose possède-t-elle une autonomie pathologique personnelle? dépend-elle d'une insuffisance utéro-ovarienne suivant l'opinion de Charrin, ou bien résulte-t-elle d'un trouble des organes hématopoiétiques, ce qui est actuellement l'opinion la plus répandue?

Suivant la théorie de Virchow je considère la chlorose comme résultant d'un arrêt de développement du système vasculaire; elle emprunte ses caractères à ce fait qu'elle se produit pendant la croissance, et il me paraît indiscutable que les organes génitaux impriment à l'affection un caractère tout à fait spécial. C'est pourquoi elle n'apparaît que chez les jeunes filles.

La chlorose est une maladie spécifique, mais la spécificité dépend du terrain et nullement de la cause.

Toutes les maladies toxiques et infectieuses

peuvent l'engendrer ; quelquefois il s'agit de tares acquises, en général elle est l'expression de toxi-infections héréditaires.

Le système vasculaire imprégné de substances toxiques est atteint de sclérose congénitale. Au début de l'existence il suffit à sa tâche. C'est la poussée de croissance amorcée par la puberté qui fait apparaître la tare latente. Dès lors, l'affection devient complexe par suite des troubles organiques digestifs, utéro-ovariens, urinaires, pulmonaires, etc., qui retentissent les uns sur les autres.

L'origine toxi-infectieuse de la chlorose explique la fréquence de l'albuminurie. M. Lancereaux a décrit des néphrites par aplasie artérielle chez les chlorotiques, et M. Dieulafoy, frappé de la prédominance des symptômes de l'insuffisance urinaire chez certaines chlorotiques, a proposé le nom de chloro-brightisme — qui exprime bien la prédominance rénale dans la chlorose.

L'albuminurie des chlorotiques peut donc avoir des causes très diverses; avant d'instituer le traitement, il faut rechercher, lorsque cela est possible, quelle est la maladie originelle dont la chlorose prend le masque.

Souvent il s'agit de la tuberculose, d'autres fois

de la syphilis héréditaire; parfois de la scrofule. La clinique a divisé la chlorose en pseudo-chlorose, et en chlorose essentielle. Cette dernière dénomination me paraît applicable aux chloroses dont on ne peut pas reconnaître la cause.

L'*albuminurie des chlorotiques* est parfois de l'*albuminurie prétuberculeuse*; d'autres fois elle est l'indice d'une néphrite qui évolue en *mal de Bright*. M. Dieulafoy fait observer qu'elle se termine rarement par la mort.

C'est qu'en effet l'albuminurie des chlorotiques est le plus souvent peu abondante; il s'agit d'*albuminurie minima*, suivant Lecorché et Talamon, ou d'*albuminurie intermittente* d'origine gastro-intestinale.

L'hygiène thérapeutique présente cependant des indications spéciales, visant le terrain, la cause, et ces troubles secondaires.

Étant donné que la chlorose emprunte sa phénoménalité à la croissance, on ne favorisera pas le développement de la taille. Le système vasculaire et le sang ne peuvent pas suffire à alimenter l'organisme. Si les éléments cellulaires développés par la croissance deviennent plus nombreux, alors que le développement du système vasculaire ne progresse pas parallèlement, c'est la déchéance fatale.

On emploiera donc le système utilisé avec tant de succès par les éleveurs, qui produisent des races de bœufs en leur donnant une taille déterminée. En donnant, par le choix des aliments, ce qu'on appelle des *rations de précocité*, qui renferment en grande abondance les substances minérales, tels que le phosphore, la chaux, la potasse, ils déterminent une ossification précoce du cartilage de conjugaison. Dès lors les os ne peuvent plus croître en hauteur et la taille reste petite. Dans une récente communication à l'Académie des sciences, que j'ai faite avec M. Serbanesco, j'ai montré qu'à l'aide des rayons de Rontgen on pouvait être renseigné exactement sur l'état d'ossification du cartilage de conjugaison de la région du genou, et qu'on pouvait à l'aide de la radiographie, suivre les étapes de cette ossification.

En général, le médecin doit s'efforcer de développer la taille des jeunes sujets, ou du moins de leur donner la taille que leur hérédité comporte. Je ne puis dans cet espace restreint traiter ce sujet sur lequel j'ai déjà fait plusieurs publications, et ce serait sortir de la question des albuminuries. Pour rester cantonné dans le cadre de cet ouvrage j'insiste donc sur ce fait, que les chlorotiques, ne pouvant suffire à la nutrition de leurs organes déjà formés, on doit s'efforcer de ne pas favoriser leur croissance. Cette indication remplie, on traitera en même temps l'albuminurie par le régime lacté. Le lait n'est pas seulement salutaire par son action sur le rein, mais surtout par son influence sur l'estomac et l'intestin. Beaucoup de chlorotiques sont hyperchlorhydriques; ils ont même quelquefois des ulcères de l'estomac : le lait remplit donc de nombreuses indications.

Lorsque l'état de l'estomac est amélioré, et qu'il devient plus tolérant, on prescrira le fer, l'arsenic, le manganèse.

Les inhalations d'oxygène et l'hydrothérapie compléteront ce traitement.

CHAPITRE II

Albuminuries de causes diverses.

A. ***Albuminuries liées aux troubles de l'appareil digestif.*** — Suivant M. Talamon, la présence de l'albumine dans l'urine est toujours l'indice d'une altération de la membrane filtrante glandulaire, *altération minime et passagère dans bien des cas.* La description des nombreuses variétés d'albuminuries dites fonctionnelles n'est que l'expression de la nécessité de mitiger l'absolutisme d'un pronostic décrété primitivement trop grave par la crainte des accidents brightiques.

La création du groupe des albuminuries fonctionnelles ne se justifierait que si l'on pouvait assigner à ces albuminuries des caractères nettement distinctifs des albuminuries par lésion rénale. Mais comme pour l'albuminurie physiologique, pas un des caractères indiqués ne résiste à la critique.

En fait ce qu'il nous importe de savoir, c'est que la fréquence de l'albuminurie est telle qu'il est impossible d'attacher à ce symptôme aucune valeur pronostique propre; c'est que l'existence de l'albuminurie est compatible pendant longtemps avec les apparences de la santé; c'est qu'un symptôme aussi commun ne peut être mis en valeur que par les conditions extrinsèques qui le provoquent, l'accompagnent ou le compliquent et que c'est à ces conditions surtout qu'il nous faut demander les éléments d'appréciation qui serviront à en établir le pronostic immédiat ou éloigné.

Pour M. le professeur Tessier, il est important de maintenir la grande classe des albuminuries fonctionnelles parce que cliniquement elles ne paraissent pas discutables. Quant aux modifications anatomiques, M. Teissier ne les nie pas, mais il les considère comme hypothétiques, aucune autopsie n'en ayant démontré la réalité ou la nature.

Il est certain que dans l'état actuel de la question il est difficile de dégager une formule précise, au milieu des théories contradictoires émises par des cliniciens si distingués. Et cependant le médecin appelé à donner des conseils est embarrassé, car l'hygiène thérapeutique résulte, en somme, de l'idée doctrinale.

Dans l'application je n'impose pas à ces albuminuries l'hygiène des brightiques et pourtant je conserve un doute sur l'état d'intégrité de leur filtre rénal. Je considère que ces sujets ne sont pas normaux, et si dans les conditions habituelles de l'existence, l'albuminurie n'est pas une maladie, j'estime qu'en cas d'affection aiguë, ou lors de l'apparition d'un état morbide chronique, cette albuminurie muette pendant de longues années peut devenir un facteur de gravité et assombrir le pronostic. Ces albuminuriques doivent donc être toujours surveillés, je dirai même qu'ils doivent être traités, car on doit s'efforcer de faire disparaître cette menace.

Toutes ces considérations s'appliquent à l'albuminurie liée au fonctionnement de l'appareil digestif.

L'albuminurie s'observe chez des individus bien portants et digérant bien, dit-on; je n'admets pas cette manière de voir, car chaque fois que j'ai examiné des gens ayant l'étiquette de bien portants et d'ailleurs ne se plaignant de rien, par un examen attentif et minutieux j'ai constamment dépisté des troubles digestifs.

Le fait que le malade affirme que ses fonctions digestives s'accomplissent normalement n'a pour moi aucune valeur. Les troubles gastriques qui se traduisent par les douleurs gastriques, les vomissements, les regurgitations, le gonflement de la région épigastrique sont l'exception. Les gastropathies sont excessivement répandues; elles peuvent persister pendant de longues années, sans se traduire par aucun symptôme gastrique. Les manifestations larvées de la dyspepsie sont innombrables. La moindre irritation de la muqueuse gastrique se traduit par des réflexes les plus variés, vertiges, migraine, névralgies, dyspnée, palpitations, toux, etc. Or, pour que ces symptômes se produisent, il suffit d'une modification légère du chimisme gastro-intestinal.

Dans trois cas, c'est par la présence de l'albumine dans l'urine que j'ai été amené au diagnostic de gastropathie, alors qu'*a priori* aucun signe n'appelait mon attention de ce côté.

L'albuminurie dyspeptique se présente dans les conditions les plus variées. Elle est souvent intermittente. Pour certains cliniciens ce serait même un de ses caractères distinctifs. Or, le fait d'être cyclique et intermittente me paraît attribuable au fait de la régularité des heures des repas. Il suffit de changer l'heure des repas pour que l'heure de l'apparition de l'albumine se modifie.

Dans quelques cas l'intermittence liée aux repas est nette. C'est-à-dire que le matin ou avant le repas, l'urine ne renferme pas trace d'albumine. Aussitôt après le repas, elle devient abondante. Mais le plus souvent il n'y a pas absence totale d'albumine, mais simplement une grande diminution. L'albumine est en quantité minime, elle n'est décelable que par des réactifs très sensibles ; elle augmente immédiatement après le repas.

En général, certaines autres conditions ont une influence marquée sur l'albuminurie, tels sont les stations debout, la marche, l'exercice musculaire, les excitations cutanées.

Souvent l'albuminurie ne se manifeste qu'à l'occasion de certains aliments : tels sont les fromages, les pâtisseries, les œufs.

Enfin il est des individus chez lesquels l'albuminurie apparaît dès qu'ils font pénétrer le moindre aliment dans leur estomac, fût-ce du lait ; ils deviennent albuminuriques à table.

On a invoqué de nombreux facteurs pathogéniques pour expliquer ces faits ; ceux qui me paraissent avoir une influence prépondérante sont : 1° les troubles du chimisme gastrique qui élaboré d'une façon anormale les substances albuminoïdes; 2° la production dans les voies digestives de produits solubles anormaux qui, agissant comme de véritables poisons, déterminent une néphrite toxique d'élimination ; 3° des phénomènes réflexes qui, agissant sur les vaisseaux abdominaux en relation avec le plexus solaire, produisent des modifications dans la tension et la vitesse dans les vaisseaux du rein.

Enfin je réunis sous la même rubrique pathogénique l'estomac, l'intestin et le foie.

Comme facteurs de l'albuminurie, ils me paraissent indissolublement liés. Si bien qu'il est impossible de relever la part attribuable à chacun de ces organes.

On conçoit aisément, avec les données de la pathologie générale actuelle, le rôle du chimisme gastro-intestinal, bien qu'on ne soit pas encore parvenu à dissocier les substances résultant des fermentations digestives.

Qu'il s'agisse de phénol, d'indol, de scatol, ou autres produits de la flore coli-bacillaire intestinale et de ses associés, cela importe peu; le fait dominant c'est que dans certaines conditions les poisons intestinaux, non détruits par le foie, sont éliminés par le rein et l'irritent au passage. C'est qu'avant de produire des lésions ces produits anormaux troublent les fonctions du foie et déterminent ces hypertrophies du foie indiquées par M. Bouchard, puis étudiées par Hanot et par Boix. J'ai remis à Boix la seule observation avec examen histologique du foie qui figure dans sa thèse et que j'avais recueillie dans ma clientèle.

Par conséquent dyspepsie gastro-intestinale, congestion du foie et albuminurie sont dans quelques cas les étapes d'un même processus morbide, et c'est par ce mécanisme latent que bien des gens soi-disant bien portants, sont des albuminuriques.

Si j'insiste quelque peu sur cette pathogénie, c'est parce que c'est elle qui doit dicter l'hygiène thérapeutique de ces albuminuriques dyspeptiques.

En présence d'un cas semblable, il convient d'en établir le diagnostic avec précision, ce qui est souvent malaisé, puisque ces malades et leur entourage vous affirment qu'ils se portent très bien.

Puis le régime a une grande importance ; en faisant une analyse d'urine après chaque espèce d'aliment, on apprendra pour chaque malade quels sont les aliments qui provoquent l'albuminurie, ceux qui l'augmentent, ceux qui sont sans influence sur sa production.

Est-il utile de mettre ces malades au lait? Cela dépend absolument de leur chimisme gastrique. Si ces malades sont hyperchlorhydriques, ce qui est rare, le lait leur sera utile. Mais s'ils sont hypopeptiques, le lait peut produire des fermentations qui augmentent les troubles gastriques et élèvent les proportions d'albuminurie; de même les malades qui prennent à la fois de grandes quantités de lait, contractent des dilatations de l'estomac, qui ont également une influence funeste sur l'albuminurie. Aussi M. Teissier repousse-t-il le lait dans ces cas.

Cependant j'ai observé quelques malades chez lesquels le lait, donné en petites quantités, avec précaution et en tâtonnant, pour rechercher la tolérance individuelle, le sujet étant au lit, pour faire disparaître l'influence de la station et des exercices, m'a donné de bons résultats, d'abord en améliorant l'état de l'estomac, puis en faisant disparaître l'albumine. En faisant de la sorte table rase des conditions qui peuvent produire l'albumine, il est aisé de se rendre compte des causes et des aliments capables de provoquer l'albuminurie.

Cette notion est capitale : car les causes étant connues, il est en général aisé de les écarter.

Ce premier point acquis, et la dyspepsie dépistée, il faut traiter le chimisme gastro-intestinal; dès lors il s'agit d'utiliser judicieusement les substances capables de modifier le processus gastro-intestinal : bicarbonate de soude, magnésie, craie préparée, charbon de Belloc, benzonaphtol. On veillera avec soin à lutter contre la constipation, qui est une cause d'auto-intoxication permanente. Les lavages intestinaux remplissent cette indication en faisant marcher de pair l'alimentation par les végétaux, surtout par les légumes verts, et l'usage des laxatifs. La congestion du foie sera combattue par le calomel donné à doses extrêmement petites, 2 à 3 centigrammes par jour, par les sels de Carlsbad. Enfin les albuminuriques, dont l'albumine semble en rapport avec un réflexe d'origine gastrique, souvent névropathes dont les réactions vaso-motrices sont vives seront traitées avec avantage par la valériane, les bromures, l'opium, la belladone, les bains tièdes et les douches chaudes spinales, à température constante et à faible pression.

En résumé les albuminuriques dont l'albuminurie est liée aux troubles de l'appareil digestif doivent être surveillés et traités. On peut les guérir. Le plus souvent ils ne sont pas gravement atteints. Cependant chez les arthritiques, cette néphrite toxique alimentaire, intermittente et passagère peut être le prélude d'une altération rénale progressive et profonde aboutissant à la néphrite interstitielle.

Enfin parmi les causes de certaines dyspepsies, M. Potain a démontré que l'albuminurie pouvait survenir à la suite d'un réflexe gastrique déterminant de la dyspnée et de la dilatation cardiaque des cavités droites ; ces faits rentrent dans la catégorie des albuminuries du rein cardiaque.

B. *Albuminuries dans les maladies du cœur.* — On peut considérer au point de vue physiologique que le rein est un organe qui fait partie du système vasculaire. Par conséquent toute lésion généralisée de ce système frappe le rein en même temps et au même titre. Ainsi s'explique que l'artério-sclérose détermine des vascularites chroniques atteignant le cœur et le rein. La myocardite interstitielle et la néphrite interstitielle sont deux lésions connexes. Mais après l'action de cette première cause d'ordre général surviennent les actions réciproques de ces deux organes : le cœur en se laissant dilater diminue la pression et la vitesse du sang. Cette pathogénie a été étudiée dans un chapitre précédent. Mais d'autre part la lésion rénale, par une voie réflexe, dont l'intoxication par l'insuffisance de la dépuration urinaire semble être le trait d'union, retentit sur le cœur et y détermine des lésions qui se traduisent par le bruit de galop.

Dès lors la pathogénie devient si complexe, qu'il est impossible de démêler les actions réciproques. Toujours est-il que le cœur qui se laisse atteindre par la dilatation permanente s'accompagne d'albuminurie.

Quelle hygiène prescrire à ces malades?

Tout d'abord le repos, puis le régime lacté; lors des premières atteintes la digitale fait merveille, elle fait disparaître l'œdème, l'essoufflement, diminue le volume du cœur en lui rendant son énergie et augmente la diurèse.

Plus tard son action s'épuise, et la fibre cardiaque obéit mal à la digitale à mesure qu'elle dégénère.

Cependant, à l'aide d'une hygiène thérapeutique suivie scrupuleusement, l'albuminurie peut disparaître complètement, lorsqu'il s'agit d'une asystolie passagère. Dans les cas de cardiopathie confirmée, l'albuminurie ne réclame pas d'indication thérapeutique spéciale, c'est la maladie de cœur qu'il convient de traiter.

C. ***Albuminuries dans les maladies nerveuses.*** — L'albuminurie peut apparaître dans le cours des maladies nerveuses, mais ce n'est pas un symptôme habituel. Le rôle du système nerveux a été mis hors de doute par l'expérience de Claude Bernard qui consiste à léser le plancher du quatrième ventricule. La polyurie et la glycosurie se montrent en même temps que l'albuminurie. Cependant celle-ci peut exister seule. Étant donné ce centre de l'albuminurie, on s'explique aisément que toutes les lésions médullaires ascendantes qui intéressent le bulbe peuvent s'accompagner d'albuminurie; de même les lésions cérébrales, surtout celles qui déterminent des scléroses descendantes. Toutes les affections bulbaires, résultant de tumeurs, d'embolies, de ramollissement peuvent présenter ce syndrome. D'autre part, de simples troubles circulatoires, ischémiques ou congestifs, comme ceux qui se produisent dans l'épilepsie, l'hystérie, le délirium tremens, et toutes les affections à symptômes convulsifs, s'accompagnent d'albuminurie.

Ces formes d'*albuminuries sont liées à des lésions* ou à des troubles du *système nerveux central.*

Mais les *troubles du grand sympathique* peuvent être une cause d'albuminurie, à type intermittent. C'est du moins l'avis de M. Marie, qui, rapportant l'observation d'un malade qui présentait des accès spontanés d'albuminurie sous l'influence de l'orage, le considérait comme atteint d'une sorte de *migraine rénale*, qu'il guérissait en donnant au début de l'accès trois grammes d'antipyrine.

Les excitations du *système nerveux périphérique* peuvent provoquer l'albuminurie. Aussi l'observe-t-on après l'action du froid, des brûlures, des dermatoses, et des frictions énergiques sur la surface de la peau.

Quant à la *neurasthénie*, diagnostic qu'on applique aujourd'hui à tant d'êtres souffrants, s'accompagne-t-elle d'albuminurie ? La plupart des ouvrages récents sur la neurasthénie ne signalent même pas l'albuminurie. Et cependant j'ai observé plusieurs cas de neurasthénie avec albuminurie, et je ne pense pas avoir rencontré des cas très exceptionnels. En effet M. Marie s'exprime ainsi :

« En présence d'un cas de neurasthénie dont la cause ne nous apparaît pas nettement, nous avons l'obligation de rechercher la présence de l'albuminurie. »

D'ailleurs la clinique nous présente la question sous deux faces différentes : tantôt c'est l'albuminurie qui est le premier symptôme, tantôt elle apparaît dans le cours de la neurasthénie.

A plusieurs reprises j'ai observé des faits comme les suivants :

Un individu fait analyser son urine, pour contracter une assurance par exemple, ou bien il se fait examiner pour entrer dans une école avec un certificat de bonne santé et il apprend à cette occasion, avec effroi, qu'il est albuminurique.

Il y a quelques années, un de mes amis est venu habiter près de chez moi ; il vient me faire une visite amicale, en me disant qu'il désire qu'à l'avenir je devienne son médecin. A son grand étonnement je lui demande à l'examiner, en lui disant que puisque j'étais appelé à le soigner en cas de maladie, je désirais me rendre compte de l'état de ses organes à l'état de santé. Il se prête à mon examen, et faisant l'analyse de son urine devant lui, ce qui fut un tort, je constate une forte albuminurie, alors qu'aucun signe ne m'avait fait soupçonner chez lui un trouble de la fonction rénale. Cette constatation contraria tellement mon nouveau client, que cet homme entré chez moi bien portant, en sortit bouleversé, malgré tout ce que je pus lui dire pour le rassurer. Il ne crut pas à la bénignité de son albuminurie, et se procura des livres de médecine qui ne lui remontèrent pas le moral. A partir de ce moment tous les signes de la neurasthénie la plus accentuée se déroulèrent chez ce malheureux.

J'ai cité cet exemple pour montrer que la découverte de l'albuminurie peut être une cause de neurasthénie chez les individus dont le système nerveux est anormalement excitable.

Ces cas sont graves, car même lorsqu'on réussit à faire disparaître l'albumine, la neurasthénie à forme hypocondriaque peut persister par la crainte où se trouve le malade de voir son albumine reparaître. Mais inversement l'albuminurie est fréquente dans le cours de la neurasthénie de cause quelconque. Car la neurasthénie n'est pas une maladie, c'est un syndrome caractérisé par une débilité du système nerveux dont toutes les manifestations oscillent entre la dépression et l'excitation. La neurasthénie est comme un carrefour, où s'entre-croisent les agents pathogènes les plus variés, qui troublent l'équilibre de la statique nerveuse. La neurasthénie n'est donc pas plus une maladie que l'albuminurie, et de même que le diagnostic d'albuminurie ne signifie rien tant qu'on n'y ajoute pas les causes, de même la neurasthénie reste une formule indécise, si l'on n'y joint pas le nom de l'agent provocateur, ainsi que la variété des signes cliniques qui prédominent.

Le neurasthénique peut être un brightique; mais le plus souvent il est atteint d'une albuminurie sans danger; en général elle dépend de troubles gastro-intestinaux, dont on connaît le pouvoir omnipotent dans les manifestations neurasthéniques.

L'hygiène thérapeutique de ces malades comprend plusieurs facteurs. D'abord on traitera l'estomac, l'intestin et le foie, puis, suivant la prédominance des symptômes et les modes de réactions individuelles, on calmera ces malades par le bromure de strontium, le bromure de camphre, le bromure d'ammonium, la valériane, le lupulin, les bains tièdes. Aux déprimés on conseillera l'exercice progressif, l'hydrothérapie, l'électricité, les frictions sèches, les injections sous-cutanées de sérum artificiel, les inhalations d'oxygène; comme médicaments, quand l'estomac sera en bon état, on prescrira, suivant les indications, le fer, l'arsenic, la noix vomique, le quinquina, les glycérophosphates, la décoction de céréales.

D. *Albuminurie dans la grossesse.* — Le fait d'être albuminurique n'empêche pas de devenir enceinte, et l'albuminurie de la grossesse ne mériterait pas une description spéciale, si la grossesse n'était par elle-même un facteur de gravité dans le pronostic d'une néphrite quelconque.

De même que la grossesse détermine de la stéatose des cellules hépatiques, de même elle produit une infiltration graisseuse de l'épithélium des tubuli du rein. C'est là un fait physiologique qui ne devient un agent provocateur de néphrite que lorsqu'il se produit sur un foie et des reins déjà malades.

D'autre part l'état gravide de l'utérus actionne des réflexes qui, agissant sur un système nerveux rendu hyperexcitable par les troubles si fréquents de la grossesse, favorise le développement des phénomènes nerveux qui caractérisent l'attaque d'éclampsie. En faisant intervenir la compression des uretères et les troubles dans la circulation du rein qui en résultent, on attribue une juste part aux phénomènes mécaniques dans cette pathogénie complexe. Quant au rôle de l'infection et de l'auto-intoxication, on peut les faire entrer en ligne sans crainte d'être démenti, puisqu'ils sont la clef de voûte de la pathologie générale actuelle,

mais la démonstration expérimentale leur manque.
L'albuminurie peut se présenter chez les femmes enceintes dans deux formes :

1° Une femme atteinte de néphrite antérieure devient enceinte;

2° Une femme devient albuminurique pendant la grossesse.

Quand les femmes albuminuriques échappent aux dangers de l'éclampsie, l'albuminurie peut disparaître s'il s'agit d'une néphrite curable; mais souvent l'albumine revient à l'occasion des grossesses suivantes. Elles doivent d'ailleurs toujours être considérées comme suspectes, car plus tard dans le cours de l'existence on peut voir évoluer le mal de Bright.

Les albuminuries qui guérissent sont vraisemblablement celles qui dépendent de l'élaboration alimentaire. Il n'est pour ainsi dire pas de grossesse qui ne s'accompagne de troubles de l'appareil digestif; quant aux modifications du foie elles sont constantes. Bouffe de Saint-Blaise a même démontré qu'on rencontrait des lésions importantes dans le foie des éclamptiques, et ici encore nous retrouvons le rôle capital du foie, dans le pronostic de l'albuminurie.

L'hygiène thérapeutique de ces accidents redoutables est en général toute-puissante. Elle suffit à enrayer le mal et à empêcher l'éclampsie. Aussi l'urine doit-elle être fréquemment examinée dans le cours de la grossesse. Négliger cette précaution, c'est exposer une femme à de graves dangers. L'albumine reconnue, le traitement se résume en deux formules : le *régime lacté* et le *repos*.

Le régime lacté diminuera et souvent fait disparaître l'albuminurie; on permettra alors à la femme de reprendre des aliments, car il ne faut pas perdre de vue qu'elle doit se nourrir pour deux. En tout cas il est prudent pendant les dernières semaines de la gestation de prescrire à nouveau le régime lacté.

On ajoutera à cette médication fondamentale d'autres conseils utiles. On emploiera les *purgatifs* avec modération; les *inhalations d'oxygène* seront des plus salutaires; on agira sur la surface cutanée par des *frictions sèches* avec un gant de flanelle, et par des *bains tièdes*.

Quand les accidents apparaissent, il convient d'agir avec décision en employant des moyens actifs et énergiques. Ce sont :

Le *saignée* de 300 à 500 gr., des applications locales dans la région lombaire de *ventouses scarifiées* ;

L'*anesthésie*, que l'on obtiendra par l'action combinée du chloral et des inhalations de chloroforme. On donnera le *chloral* surtout en lavement et à fortes doses, jusqu'à 10 gr. en 24 heures. Le chloroforme devra être donné suivant les circonstances, pour maintenir le malade dans le calme.

Enfin il faudra chercher à obtenir la *déplétion utérine* aussi promptement que possible, mais sans avoir recours à des moyens violents. Si le travail n'est pas déclaré, on attendra, à moins d'indications spéciales, que les contractions surviennent spontanément. On ne fera qu'exceptionnellement l'accouchement forcé.

Aussitôt que la dilatation est complète, il n'y a pas à hésiter à terminer l'accouchement, soit par le forceps, soit par la version et l'extraction. La délivrance sera également activée dans les limites prescrites par la prudence.

E. ***Albuminuries dans les maladies des voies urinaires.*** — Je laisse à dessein le côté chirurgical de cette question qui confine à la pathologie interne sur plusieurs points. Les inflammations de la muqueuse des voies urinaires se traduisent en dehors des signes fonctionnels et physiques par des modifications importantes de l'urine, qui renferme du mucus, du pus et du sang. L'origine de l'albumine est le plus souvent bien difficile à reconnaître; cependant l'abondance de l'albumine dans une urine qui renferme peu de pus est une présomption pour l'existence d'une néphrite concomitante.

Mais il n'est pas rare qu'une néphrite chronique soit la conséquence d'une infection uréthro-vésicale. Il s'agit dans ce cas d'un processus ascendant dont la blennorrhagie est en général la préface; le rétrécissement du canal de l'urèthre, l'hypertrophie de la prostate, la cystite, peuvent être la cause première.

M. Guyon a démontré que tout individu qui vide mal sa vessie devient par irritation rénale un polyurique, et inversement certaines circonstances ralentissent la circulation rénale et diminuent l'excrétion urinaire. M. Bouchard a reconnu, il y a longtemps, la possibilité pour les microbes qui ont pénétré dans la vessie de remonter vers le rein et d'y déterminer des néphrites.

Nous savons aujourd'hui que les microbes véhiculés par le sang peuvent être éliminés au niveau du glomérule. Si la pyélo-néphrite ascendante est indiscutable, d'autres circonstances peuvent réaliser le même processus. On sait que quelques auteurs, s'appuyant sur ce fait, considèrent le mal de Bright comme déterminé par des microbes différents. S'agit-il d'une action provoquée par les microbes ou par leurs toxines? C'est là un fait qui reste à démontrer.

L'hygiène thérapeutique de ces formes d'albuminuries prêtent à quelques indications pratiques importantes. Tout d'abord on peut les éviter, puisque c'est à la faveur de l'infection gonococcique que s'établit ultérieurement l'albuminurie.

L'albuminurie est un symptôme fréquent dans la blennorrhagie. Elle peut être la conséquence de l'infection gonococcique généralisée, ou d'une pyélo-néphrite ascendante ; elle est souvent provoquée par les balsamiques prescrits comme agents thérapeutiques.

Par conséquent, dès le début, pendant la période aiguë de la blennorrhagie, l'albuminurie peut être l'effet de facteurs pathogènes multiples.

On peut donc devenir brightique à la suite d'une blennorrhagie.

Si j'insiste sur cette cause, c'est parce qu'elle comporte des mesures de précaution qui peuvent éviter cette complication si lointaine de la blennorrhagie, que le plus souvent le malade a presque perdu le souvenir de cette origine.

Étant donnée l'influence néfaste de cette infection uréthrale, on traitera énergiquement et rapidement tout malade atteint d'un écoulement uréthral ; qu'il renferme le microbe de Neisser ou d'autres bacilles, peu importe, le traitement est le même. La quantité innombrable de recherches bactériologiques faites dans ces dernières années n'a pas fait avancer la question d'un pas. Par leurs contradictions elles ont même obscurci ce problème bactériologique. Fort heureusement le traitement n'en dépend pas ; il est le même dans les uréthrites non gonococciques et dans les uréthrites microbiennes. On a préconisé un nombre incalculable de substances plus ou moins antiseptiques pour arrêter l'évolution de la blennorrhagie et la guérir. J'avoue que je n'ai aucune expérience de leur effet, et que je ne chercherai même pas à les expérimenter, car le permanganate de potasse que j'emploie, comme tout le monde, est le médicament, parfait, idéal, et spécifique de la blennorrhagie. Quelquefois j'ai recours à l'eau boriquée.

Grâce à ces deux médicaments, j'ai toujours constaté l'arrêt de l'écoulement urétral après quelques jours de traitement, quelquefois il se produit même dès le quatrième ou le cinquième jour.

Dans plusieurs cas, surtout dans les premiers temps que j'ai appliqué ce traitement, la sécrétion uréthrale a duré plus longtemps. Mais j'ai reconnu par la suite que l'échec n'était pas imputable à la méthode. Avec l'habitude, tout clinicien peut arriver à une précision telle que je n'hésite pas à formuler cette règle : quand un écoulement uréthral n'est pas arrêté le cinquième jour du traitement, c'est que le médecin a commis une faute. Il va sans dire que ce résultat n'est obtenu que lorsque le malade obéit strictement aux prescriptions hygiéniques du médecin. L'écoulement arrêté, le traitement doit être continué pendant quelque temps; en le suspendant trop tôt, on s'expose aux rechutes. La difficulté de la technique réside tout entière dans le tour de main. Le médecin doit faire lui-même les injections deux fois par jour à l'aide d'une seringue d'une contenance de 20 centimètres cubes; ces injections doivent être maintenues dans le canal 3 ou 4 minutes. En cas d'uréthrite postérieure, et de rétrécissement produit par une infection ancienne, on se sert d'une sonde fixée à un bock. On lave ainsi la partie profonde de l'urèthre. Le point délicat, et qui doit être variable suivant le malade, suivant l'époque de l'infection, suivant son intensité et suivant l'étendue de l'inflammation, consiste à savoir quelle doit être la quantité de liquide à injecter, quel doit être le titre de la solution de permanganate, qui oscille entre $\frac{1}{500}$ et $\frac{1}{20000}$, et quelle doit être la température, que j'applique souvent à 50° : les solutions doivent être toujours fraîchement préparées au moment de s'en servir; elles doivent être utilisées à l'état naissant.

C'est à l'aide de ces détails d'exécution que j'ai constaté des résultats si rapides, que je pense que c'est pour les avoir négligés que beaucoup de cliniciens ont renoncé au permanganate de potasse. Employé suivant les règles que je viens d'indiquer, il est le spécifique des uréthrites blennorrhagiques.

J'ai insisté quelque peu sur ce chapitre parce que grâce à l'obligeance de mon excellent maître M. Millard, médecin de l'hôpital Beaujon, qui depuis plusieurs années m'adresse un grand nombre de malades atteints de blennorrhagie, j'ai obtenu des résultats rapides que M. Millard a pu constater.

Ce traitement me paraît être la thérapeutique prophylactique la plus efficace de ces albuminuries d'origine uréthrale.

F. *Albuminuries de croissance.* — C'est sous ce titre qu'un certain nombre de cliniciens anglais, Gull, Moxon, Morley, Rooke, Dukes, ont décrit une forme d'albuminurie qu'on observe pendant la période de développement et qu'ils attribuent à la croissance.

La croissance est un phénomène physiologique caractérisé par la pénétration dans les éléments anatomiques des substances provenant de l'alimentation, et par les multiplications cellulaires. Elle ne saurait par elle-même être une cause de maladic. Quelle est la manière d'être de la nutrition pendant la période de développement, époque où l'assimilation prédomine sur la désassimilation ?

Pendant les périodes actives de la croissance au moment des poussées de croissance, les mutations nutritives sont portées à leur maximum d'intensité. Le travail d'édification de l'organisme exige de la part de tous les organes un surcroît de travail tel qu'il n'en fournit à aucune autre époque de la vie. L'estomac et les organes digestifs n'ont pas seulement à pourvoir à la ration d'entretien ; ils doivent élaborer les substances qui constituent les matériaux de construction du corps humain. Au cœur et à l'appareil vasculaire est dévolu un travail supplémentaire pour répartir tous ces éléments de la nutrition. Il en résulte pour le rein un surcroît de fonctionnement en rapport avec cette dynamique de développement. Mais cela ne constitue pas une cause de maladie, car tous ces organes sont adaptés à cette physiologie. Les éléments anatomiques qui les constituent sont jeunes, c'est-à-dire qu'ils possèdent des propriétés biologiques, qui caractérisent la vitalité propre aux substances qui participent à la structure des organismes au début de leur évolution.

Je me suis efforcé d'établir que cet état correspondait à la prédominance des matières organiques sur l'élément minéral; celui-ci s'accroît avec les progrès de l'âge, moins par le fait de l'évolution que par celui des intoxications inséparables de la vie; il en résulte une minéralisation progressive qui se traduit par la transformation calcaire et la sclérose qui altèrent les tissus en restreignant d'autant plus leur vitalité qu'ils sont plus fortement minéralisés.

L'artério-sclérose et la néphrite interstitielle sont l'aboutissant de cette évolution.

La croissance n'est donc pas une cause de maladies par elle-même. Mais elle peut jouer un rôle important comme « agent provocateur » et en cela les cliniciens ont judicieusement interprété les faits qu'ils ont observés.

On conçoit aisément que toute tare héréditaire, portant sur les organes, et que les tares acquises qui ont pu dans le jeune âge léser le rein, mettent cet organe dans un état d'infériorité qui reste latent pour n'apparaître que lorsqu'il est obligé de faire un effort. Or les poussées de croissance imposent brusquement un surcroît de fonctionnement que l'organisme préalablement altéré n'est pas en état de fournir. Son insuffisance d'adaptation fonctionnelle se trahit alors par des troubles, dont l'albuminurie peut être l'expression objective.

Ces prémisses sont applicables à toutes les néphrites qui surviennent pendant le développement. Mais à côté de cette pathologie générale de la croissance il est indispensable de s'établir sur le terrain de la clinique. C'est par elle seule qu'il est possible, suivant les causes, d'établir des formes impliquant une hygiène thérapeutique spéciale à chacune d'elles.

1° L'ALBUMINURIE DES NOUVEAU-NÉS est fréquente; on l'attribue à la présence d'infarctus uratiques que l'on rencontre si souvent dans les premiers mois de la vie. Parrot a décrit une lésion caractérisée par l'infiltration des tubes urinifères par des globules rouges plus ou moins altérés. Pour Ribbert elle résulterait du développement encore incomplet de la couche épithéliale qui doit recouvrir le bouquet vasculaire. Suivant Lécorché et Talamon, elle reconnaît le mécanisme des albuminuries par troubles vasculaires, par stase veineuse et sa fréquence s'explique par la fréquence même de ces troubles de la circulation veineuse chez les nouveau-nés bien étudiés par Parrot et Hutinel.

Quant au traitement de cette albuminurie, il me paraît superflu de recommander le régime lacté.

2° Albuminuries héréditaires. — Rayer et Charcot considéraient les néphrites comme héréditaires. Et en effet les observations de plusieurs enfants issus de parents brightiques succombant à l'albuminurie ne sont pas rares. Heubner, Lecorché et Talamon, Arnozan, Dickinson, en ont rapporté des exemples. Comme dans toute question d'hérédité, le mode d'action de l'influence ancestrale est discutable.

On ne peut certes pas appliquer à l'albuminurie les données que nous possédons sur le rôle de l'hérédité dans la syphilis ou dans la goutte. Les malformations et les lésions des organes ne se transmettent pas.

Mais ce que l'hérédité importe c'est la modalité chimique cellulaire, à laquelle sont inhérentes les réactions vitales individuelles. Or à ces propriétés biologiques correspond une physiologie spéciale dont le mécanisme résulte des affinités électives particulière à telle ou telle substance chimique. C'est cet état de la matière organisée qui constitue la prédisposition héréditaire. On conçoit par avance qu'un jour dans l'existence, quand telle toxine viendra imprégner l'épithélium rénal, celui-ci, au lieu de l'éliminer, la retiendra en faisant une combinaison entre elle et sa substance. Dès lors sa physiologie sera modifiée en même temps que sa structure; il en résultera une lésion qui se traduira par l'albuminurie.

Ainsi donc l'albuminurie n'est pas héréditaire, en ce sens qu'un individu brightique ne donne pas naissance à des enfants atteints du mal de Bright.

L'hérédité ne transmet qu'une prédisposition qu'il est important de connaître, puisque cette notion peut servir de base au traitement prophylactique.

On traitera avec infiniment de précaution les maladies aiguës qui s'accompagnent d'albuminurie, surtout la scarlatine. On recommandera à ces prédisposés de s'alimenter particulièrement avec des végétaux et de s'abstenir de boissons renfermant de l'alcool, qui pourraient dans l'âge adulte, avec la sclérose artérielle, ramener la localisation rénale paternelle.

3° Albuminuries toxiques. — En dépouillant des observations, j'ai été amené à considérer que certaines albuminuries de croissance devaient être rangées dans la catégorie des néphrites toxiques; il s'agit d'enfants devenus de bonne heure albuminuriques. Mais ces albuminuries étaient curables. Ces enfants en général pâles, anémiques, nonchalants, guérissaient quand on les envoyait à la campagne, en les mettant au collège, bref en les faisant changer de milieu. On peut certes invoquer dans ces cas la tare originelle héréditaire; mais ces faits sont également susceptibles d'une autre interprétation dont je ne me dissimule pas le caractère hypothétique.

On sait avec quelle fréquence et comment par des aliments tout à fait insoupçonnés le plomb pénètre dans notre organisme. On le trouve dans le pain, le beurre, les conserves, le chocolat, le fromage, le vin, la bière et surtout dans l'eau. M. A. Gautier a démontré le danger du séjour de l'eau potable au contact des tuyaux et des réservoirs. MM. Lécorché et Talamon font observer que si la dose du métal dissoute est trop faible pour amener des signes d'empoisonnement, rien ne prouve que l'usage continué pendant des années d'une eau contenant des traces de plomb ne puisse altérer d'une manière lente le filtre rénal. Mais auparavant cette albuminurie est transitoire ou intermittente, et suivant M. Talamon elle est surtout fréquente chez les sujets pendant la période active de la croissance, entre quinze et vingt ans.

Les enfants dont les cellules sont le siège de mutations nutritives intenses qui accompagent la croissance n'étant pas encore profondément intoxiqués se débarrassent rapidement de leur poison et guérissent. En changeant de résidence ils se trouvent soustraits à leurs intoxications alimentaires. Lorsqu'on constate ces troubles, on incrimine la croissance ; elle a peut-être sa part dans la facilité de la guérison ; en réalité c'est le plomb ou toute autre substance toxique absorbée qui en est cause.

4° ALBUMINURIE CYCLIQUE DES ENFANTS ARTHRITIQUES. — M. le professeur Teissier a décrit cette forme d'albuminurie à type diurne qu'il a observé chez des sujets de huit à seize ans, enfants d'arthritiques, de neurasthéniques, appartenant à la classe aisée. On la rencontre également chez les enfants de rhumatisants, de goutteux. M. Teissier a observé des faits dans lesquels tous les enfants d'une même famille, cinq ou six enfants, étaient albuminuriques en même temps. Il insiste sur la bénignité du pronostic, car sur 28 albuminuriques 4 seulement ont un retour de l'albuminurie.

Cette variété d'albuminurie est précédée d'élimination exagérée de matières colorantes et suivie d'uraturie et d'azoturie et accompagnée d'une augmentation constante de la toxicité urinaire et d'un abaissement momentané de la pression artérielle. Ces sujets uricémiques sont des candidats à la goutte.

Pour l'interprétation des faits plusieurs hypothèses ont été émises.

M. Teissier attribue au foie le rôle prépondérant, en considérant la suractivité fonctionnelle de cet organe chez les goutteux et leurs descendants.

M. Talamon, qui appelle cette forme *albuminurie prégoutteuse*, pense qu'elle relève d'une lésion rénale peu étendue ou fonctionnellement compensée ; de là son pronostic bénin. Pour M. Arnozan il s'agit d'un catarrrhe spécifique se traduisant par l'élimination d'une nucléo-albumine. C'est qu'en effet il a constaté que dans quelques cas l'albumine répondait à la période de toxicité maxima de l'urine.

Il me semble que dans ces essais de pathogénie, si l'on attribue une action prépondérante au terrain goutteux, on n'envisage pas suffisamment le fait que tous les observateurs ont cependant signalé — c'est que cette albuminurie apparaissait surtout pendant la période de croissance. Or les poussées de croissance exigent un surcroît d'apport dans les matériaux de la nutrition, qui se trouvent accrus proportionnellement à la dynamique de la nutrition. Or au lieu de présenter l'élaboration cellulaire normale, l'enfant de goutteux révèle à cette occasion le ralentissement de sa nutrition, qui se traduit par des produits de désassimilation toxique dont le degré de toxicité urinaire, l'azoturie, et l'uraturie, sont l'expression objective. En même temps le foie goutteux vient ajouter son action dans cette pathogénie complexe.

Il s'agissait donc d'une albuminurie provoquée, par l'intensité de la nutrition actionnée par la croissance et évoluant sur un terrain à nutrition héréditairement ralentie. Cette considération pathogénique implique une hygiène thérapeutique visant plusieurs facteurs.

Le régime lacté et le repos font en général disparaître l'albumine, en réduisant au minimum les causes d'auto-intoxication, mais ils ne sauraient être prescrits au delà de quelques jours, car on ne doit pas perdre de vue qu'il s'agit d'un organisme auquel il convient de donner non seulement sa ration d'entretien, mais encore sa ration de croissance. Tout en écartant du régime alimentaire les substances nuisibles dans la diathèse goutteuse, on insistera sur les œufs, les viandes blanches ou gélatineuses, le jambon, l'agneau, le mouton. Les légumes féculents et les légumes verts herbacés compléteront les repas. Comme boisson on recommandera l'eau, le lait, les décoctions de céréales.

3° ALBUMINURIE PRÉTUBERCULEUSE. — Cette forme d'albuminurie également décrite par M. Teissier ne mériterait pas de figurer ici, si elle ne s'observait pas fréquemment à la fin de la période de croissance, pouvant prêter à un diagnostic erroné, et à un pronostic trop bénin, en raison du qualificatif d'albuminurie de croissance qu'on pourrait lui appliquer. Il s'agit de jeunes gens ayant souvent une hérédité tuberculeuse, mais ne présentant encore aucun signe physique de tuberculose confirmée. Cette albuminurie est habituellement intermittente, à prédominance matinale au réveil.

M. Talamon considère cette albuminurie comme l'analogue de ces pseudo-chloroses, ou de ces anémies prétuberculeuses.

Pour M. Teissier il s'agirait d'une action irritante de la tuberculine sur le rein.

Quant au traitement, il recommande de combattre surtout l'état constitutionnel; il ne faudrait pas, dit-il, que sous prétexte de ménager les organes de dépuration, on s'exposât à laisser les troubles constitutionnels continuer leurs ravages. C'est à l'usage dominant des matières grasses qu'il faut avoir recours.

6° ALBUMINURIES PAR APLASIE ARTÉRIELLE. — C'est sous cette dénomination que M. Lancereaux a signalé des cas d'albuminuries dépendant d'une néphrite qui résulterait du rétrécissement des artères rénales et du système artériel en général Cette forme d'albuminurie est liée à la croissance non seulement parce qu'elle apparaît à l'époque de la puberté, mais encore par ce fait qu'elle se traduit par des troubles de croissance, qui donnent aux malades les caractères de l'infantilisme. Beueke ayant mesuré le calibre des vaisseaux, qui est proportionnellement plus large pendant la croissance que chez l'adulte, considérait que le développement des vaisseaux actionne la croissance.

Et en effet lorsque le système artériel est, pour une raison quelconque, entravé dans son développement, la croissance de l'individu se trouve ralentie ou arrêtée. M. Lancereaux fait remarquer que ces malades sont peu développés et présentent en même temps un défaut d'accroissement des organes génitaux et du système pileux.

Cette albuminurie emporte souvent les malades vers l'âge de quinze ou seize ans; quelquefois ils peuvent vivre jusqu'à vingt-cinq ou trente ans.

Le cœur est en général hypertrophié et présente parfois un bruit de galop. Cette albuminurie en général permanente et d'abondance moyenne, s'accompagne d'une décoloration des téguments, d'anémie et d'œdèmes.

L'aplasie artérielle, une fois constituée, dit M. Lancereaux, est une affection incurable qui se termine par l'urémie. On peut retarder l'évolution fatale de la maladie en prescrivant l'iode et les iodures, et en astreignant les malades à un régime sévère, dans lequel le lait doit occuper une place prépondérante.

7° ALBUMINURIE DE LA PUBERTÉ CHEZ LES CHLOROTIQUES. — Sous le nom de chloro-brightisme M. le Professeur Dieulafoy a décrit une néphrite avec ou sans albuminurie, qui apparaît au moment de la poussée de croissance qui accompagne la puberté chez les jeunes filles.

Gubler avait déjà signalé cet état composé de chlorose et d'albuminurie qu'il considérait comme pouvant aboutir à la maladie de Bright.

D'après Hanot, « dans la chlorose le travail de la nutrition intime est troublé et accumule dans l'organisme des produits de désassimilation incomplètement oxydés, qui éliminés par les reins finissent parfois par produire une néphrite épithéliale ».

M. Chatin a démontré que la toxicité urinaire était bien au-dessous de la toxicité normale.

M. Labadie-Lagrave, dans une très intéressante clinique sur le chloro-brightisme, démontre que le rein est à la hauteur de sa tâche tant qu'il ne doit pourvoir qu'à l'élimination de la petite quantité de produits de désassimilation cellulaire dont est capable cet organisme.

Car il considère la chlorose comme une *insuffi-*

sance organique. Or l'équilibre se trouvera rompu lorsque surviendra une circonstance qui exige un surcroît d'activité, même d'un organisme normal. Ainsi peuvent agir une infection, une résorption de poisons intestinaux un peu plus prononcée que de coutume.

Cette théorie de l'intoxication vient d'apparaître sous une forme originale dans les recherches de Charrin, qui, s'appuyant sur l'arrêt de développement utéro-ovarien, considère que la sécrétion interne de ces organes se trouvant entravée, une auto-intoxication peut en résulter. Pour M. Gilbert la chlorose n'est pas une anémie secondaire, mais elle représente un des modes d'expression de la déchéance organique héréditaire, se manifestant à la période de croissance qui correspond à la puberté chez les jeunes filles.

J'ajouterai que les poussées de croissance qui accompagnent toutes les manifestations toxi-infectieuses, surtout fébriles, font souvent apparaître les tares latentes et peuvent provoquer l'apparition du chloro-brightisme. Le traitement doit viser en même temps l'état chlorotique et le trouble rénal cause de l'albuminurie.

8° Albuminurie dans les fièvres de croissance. — M. Bouilly a décrit sous le nom de fièvre de croissance des accès de fièvre éphémère survenant chez des enfants qui grandissent vite et s'accompagnant de points douloureux au niveau des épiphyses tibio-fémorales. On rencontre dans la plupart de ces cas de l'albuminurie.

Cette albuminurie d'origine fébrile est en général l'expression d'une néphrite infectieuse transitoire, mais elle peut persister pendant longtemps.

Comme l'apparition de l'albumine a coïncidé avec un allongement rapide de la taille, on incrimine la croissance, et l'étiquette d'albuminurie de croissance se présente tout naturellement pour caractériser cette albuminurie.

Or en examinant attentivement les observations qualifiées de fièvres de croissance, on y trouve pêle-mêle des périostites, des ostéomyélites, des embarras gastriques, des grippes, des courbatures, etc., etc., bref une foule d'affections diverses, et difficiles à cataloguer en raison de leur symptomatologie peu marquée. Mais ce qui constitue le fond commun à toutes ces observations, c'est d'abord la fièvre et puis les douleurs qu'il faut souvent rechercher par la pression au niveau du cartilage de conjugaison. Or toutes les maladies aiguës pendant la période de croissance peuvent donner naissance à ces symptômes.

Il ne s'agit pas d'une affection ayant une autonomie pathologique, mais d'une manifestation de la pathogénie générale de la période de développement.

Le terme de fièvre de croissance est donc un diagnostic d'attente qui nous permet de voiler l'ignorance où nous sommes de la nature réelle de la maladie. La croissance ne détermine pas plus la fièvre qu'elle ne détermine d'albuminurie.

Cependant l'albuminurie peut assombrir le pronostic et implique dans les formes graves, indépendamment des indications relevant de l'état des autres organes, la balnéothérapie chaude, tiède ou froide suivant les cas, qui favorise la dépuration urinaire.

9° ALBUMINURIE DANS LES FIÈVRES DE SURMENAGE. — « L'enfant et l'adolescent, surtout au moment de la croissance, ont une nutrition très active, aussi sont-ils aisément atteints par le surmenage. » Ainsi s'exprime M. Marfan dans son très remarquable article sur *la fatigue et le surmenage* dans le Traité de pathologie générale de M. Bouchard. La maladie éclate après de grandes fatigues, des exercices de gymnastique, des courses de bicyclette, un canotage passionné.

M. Marfan pense que l'exercice forcé active

le travail qui se fait au niveau des zones épiphysaires et qu'à l'auto-intoxication du surmenage se joint une autre intoxication due à un poison autogène engendré par la suractivité nutritive de la moelle osseuse.

Quant à la pathogénie de l'albuminurie, il cite les expériences de M. E. Gaucher, qui a prouvé que les substances provenant de la désassimilation musculaire, leucine, tyrosine, créatine, xanthine étaient capables de provoquer des néphrites expérimentales. Et il ajoute : « S'il est permis de supposer que la fatigue peut aggraver une néphrite préexistante en jetant en abondance dans la circulation des déchets de la désassimilation musculaire, il ne faut pas oublier qu'elle peut agir aussi en provoquant l'asthénie cardiaque, dont l'importance est si grande dans les accidents brightiques. »

La croissance et le surmenage sont souvent connexes. Gosselin admettait une viciation particulière du sang par croissance trop rapide et M. Bouilly considère que le travail exagéré qui se produit au niveau des cartilages de conjugaison peut réaliser un surmenage capable d'intoxiquer l'organisme.

Il me semble que l'on a un peu laissé dans

l'ombre le rôle du rein comme facteur pathogénique du surmenage qu'on attribue à une croissance trop rapide. Dans un grand nombre d'observations on signale l'albuminurie sans attacher d'importance à ce signe. Or dans le surmenage, M. Bouchard a démontré que la toxicité urinaire était accrue. Cette suractivité imposée brusquement au rein explique suffisamment l'irritation que les déchets toxiques éliminés peuvent déterminer au niveau du filtre glomérulaire. Lorsque le rein peut assurer le surcroît de dépuration qui lui est rapidement dévolu, les phénomènes de surmenage n'apparaissent plus. Ils surviennent au contraire lorsque le rein ne suffit pas à sa tâche, on observe alors des symptômes d'autotyphisation comparables à ceux de l'urémie avec laquelle ils se confondent bientôt lorsque le rein préalablement taré est trop au-dessous de sa tâche.

Quant au rôle de la croissance, nous pensons que la surélévation rapide de la taille résulte de la suractivité cellulaire déterminée par les substances toxiques importées par le surmenage. Elle n'agit donc dans cette pathogénie que comme cause accessoire. Le repos et le régime lacté constituent la base du traitement.

10° Albuminurie phosphaturique. — Suivant

M. Teissier, qui a décrit la *forme juvénile* de la phosphaturie qu'on observe souvent en même temps que l'oxalurie, l'albuminurie est légère dans cette affection, qui serait symptomatique de la diathèse urique et plus rarement de la tuberculose.

M. A. Robin, dans une récente communication à l'Académie de médecine sur l'albuminurie phosphaturique, considère que l'arthritisme est la cause prédisposante de cette affection dont la croissance peut être la cause déterminante.

Suivant M. Robin, elle est un des types des maladies de nutrition purement fonctionnelles à leur début, mais créatrices à la longue de lésions matérielles qui peuvent atteindre plusieurs organes et en particulier le rein.

La phosphaturie est un des symptômes les plus fréquents dans les troubles de croissance; on la rencontre à toutes les périodes actives du développement. Elle accompagne le rachitisme, dont elle est l'agent déminéralisant le plus puissant. Je l'ai observé fréquemment chez les enfants dont la croissance était ralentie ou arrêtée. La phosphaturie, dans ces conditions, accompagne le plus souvent des troubles digestifs et j'ai attribué à la dilatation de l'estomac, à la rétention prolongée des aliments et à leur élaboration chimique vicieuse cette phosphaturie accompagnée quelquefois d'un peu d'albuminurie non rétractile. Et en effet le traitement de la dyspepsie fait disparaître l'albuminurie de la phosphaturie, en même temps que la croissance arrêtée reprend son cours.

Je l'ai rencontré également chez les enfants dont le système nerveux est anormalement excitable, qui présentent des terreurs nocturnes, des tics et un état d'agitation qui les rend insupportables à leur entourage. Elle accompagne souvent la chorée et M. Bouchard a attribué au défaut de fixation des phosphates dans l'organisme, un rôle pathogénique dans cette maladie. Le développement impérieux du système osseux accapare les phosphates, et, lorsque l'organisme ne trouve pas dans les aliments les substances minérales nécessaires à l'édification osseuse, il les emprunte aux tissus déjà formés qui les contiennent. C'est ainsi que le système nerveux qui renferme beaucoup de phosphates se trouve déminéralisé et révèle cet état de dénutrition par des symptômes dépendants de cette modalité chimique.

Les variations de la phosphaturie reflètent ces troubles de nutrition dont elle est l'agent actif.

Le traitement de cette variété d'albuminurie doit viser surtout la phosphaturie, qui sera traitée par le repos, le régime et les substances alimentaires végétales renfermant une forte proportion de phosphates.

11° ALBUMINURIE DANS LA SYPHILIS HÉRÉDITAIRE TARDIVE. — L'albuminurie est un symptôme qui peut appaître dans la syphilis héréditaire tardive, cette forme de syphilis qui ne devient objective qu'au moment de la période active de la croissance, surtout à l'époque de la puberté; jusque-là, l'enfant atteint de syphilis héréditaire traduit parfois sa tare par certaines déformations du tibia, du crâne, des dents. Mais ces symptômes peuvent faire défaut jusqu'au moment de la puberté; au lieu de grandir et de se développer, il reste petit. J'ai récemment démontré dans une communication à l'Institut, faite avec M. Serbanesco, que cet arrêt de développement résultait d'une ossification précoce des cartilages de conjugaison. Or, parmi ces individus atteints d'infantilisme, quelques-uns deviennent albuminuriques, et d'après M. Barthelémy la néphrite interstitielle est souvent la cause de leur mort.

C'est également à la syphilis héréditaire qu'on peut attribuer l'albuminurie qui accompagne le rein amyloïde. Klebs admet que l'albuminurie des nouveau-nés dépend d'une syphilis intra-utérine. Parrot, Brault ont décrit des noyaux blancs dans le rein des nouveau-nés. Bradley cite l'observation d'un enfant de quatre mois qui guérit après avoir présenté une albuminurie, en même temps que des syphilides. La syphilis peut donc se traduire par l'albuminurie dès le début de l'existence. Negel a surtout insisté sur la syphilis rénale héréditaire tardive, M. Brault considère cependant cette influence comme douteuse, car elle repose sur les observations très discutables de Coupland, Mahomed, Ewart, Moore. M. Talamon est plus affirmatif, il rapporte deux observations dans lesquelles le rôle de la syphilis héréditaire est nettement établi.

Le traitement spécifique est indiqué dans ces formes d'albuminurie. Bartels relate l'observation d'une jeune fille syphilitique héréditaire, atteinte d'œdème et d'ascite qui disparurent sous l'influence de l'iodure de potassium. L'albuminurie ne disparut définitivement qu'au bout de cinq ans de traitement.

12° Albuminurie dans la dégénérescence amyloïde. — La dégénérescence amyloïde nous apparaît aujourd'hui comme l'aboutissant d'intoxications invétérées par les toxines les plus diverses. Elle est très fréquente pendant la croissance parce que la période de développement est le terrain de prédilection des tumeurs blanches et des manifestations de la tuberculose osseuse. La syphilis héréditaire réclame également sa part. Les enfants atteints de cette affection présentent une albuminurie d'abord légère et transitoire. Elle ne tarde pas à s'installer d'une façon définitive et à être très abondante, elle peut s'élever à 10 et 15 gr. par jour; on a même trouvé jusqu'à 30 gr. par litre. Les jeunes malades sont pâles, anémiés et leur teint jaunâtre et transparent leur donne parfois un aspect luisant. Leur foie et leur rate sont hypertrophiés; ils présentent une polyurie abondante et une diarrhée persistante, qui, d'après Grainger Stewart, est un signe important pour le diagnostic. Le plus souvent la croissance est entravée; cependant les enfants peuvent grandir notablement lorsqu'un foyer tuberculeux communiquant avec l'air devient une source d'infection qui allume des poussées fébriles.

Tandis que chez l'adulte la guérison est excessivement rare, chez l'enfant on peut l'observer plus souvent. On voit la tuberculose ou la syphilis rétrocéder, et l'albuminurie disparaît définitivement. La croissance aurait donc une influence salutaire sur l'élimination de la substance amyloïde qui infiltre les artérioles du rein et dont l'adhérence et la ténacité dans les tissus qu'elle a envahis sont en général très profondes. Malgré la rareté des guérisons, le traitement doit être énergiquement appliqué. L'iodure de potassium paraît avoir donné quelques succès et Bartels préconise l'emploi des viandes rouges et des vins, malgré l'albuminurie. A ce régime il ajoute le fer, les inhalations d'oxygène, le massage, les frictions de la peau et les bains salés.

13° ALBUMINURIE CHEZ LES ENFANTS ADÉNOÏDIENS. — M. Gallois, dans un récent mémoire, a réuni quelques observations recueillies à l'hôpital de Lariboisière et dans lesquelles l'albuminurie coïnciderait avec des végétations adénoïdes abondantes des fosses nasales. Ces faits sont intéressants, car on sait que ces végétations adénoïdes sont une cause d'entrave au développement et s'accompagnent parfois d'un véritable arrêt dans la croissance. MM. Castex et Malherbe ont établi ces relations et ils ont démontré que l'ablation de ces productions qui encombrent les voies aériennes supérieures est suivie d'une poussée de croissance quatre fois plus forte que l'accroissement normal dans le même temps et au même âge.

Dans ces cas il semble exister un rapport entre la croissance et l'albuminurie; mais en réalité il n'est qu'apparent, puisque les végétations sont la véritable cause de l'albuminurie.

M. Gallois, pour expliquer ce fait, admet que le muco-pus pharyngien est une réserve minutieuse toujours prête à infecter l'organisme.

En effet, tandis que les végétations abondantes obstruant les fosses nasales donnent au jeune sujet le facies adénoïdien, le développement se trouve entravé par plusieurs facteurs.

L'enfant, à chaque inspiration, fait pénétrer une quantité d'air sensiblement inférieure à la normale, il y supplée dans une certaine mesure par la profondeur de ses inspirations, qui s'accompagnent souvent de ronflement, et par la fréquence des respirations. Mais les conditions défectueuses sont telles que si la quantité d'air inspirée est suffisante comme ration d'entretien, elle ne l'est pas comme ration de croissance. Or l'oxygène est un des agents les plus actifs de la croissance. Il en résulte chez ces enfants un état de dystrophie qui ne traduit pas l'état stationnaire de la taille.

D'autre part ces végétations, réceptacle de tous

les microbes importés par l'air, qui trouvent dans ce milieu de surproduction lymphatique, un milieu des plus favorables à leur culture, sont le siège d'élaborations toxi-infectieuses continuellement dégluties.

Ces albuminuries rentrent dans la catégorie des troubles du rein résultant de l'élimination des toxines.

Ces faits présentent un intérêt thérapeutique, ils montrent qu'il convient de tarir les sécrétions; l'antisepsie du pharynx et des fosses nasales, l'ablation des végétations et le traitement général pour lutter contre la diathèse lymphatique, répondent à ces indications.

14° ALBUMINURIES RÉSIDUALES, PARCELLAIRES, CICATRICIELLES. — Ces formes d'albuminurie ne sont pas spéciales à la période de croissance. Cependant quand elles se présentent à cette époque de l'existence, elles prêtent à quelques considérations particulières.

Suivant M. Cuffer, les albuminuries parcellaires indiquent qu'à la suite d'une néphrite, quelques lobules et quelques glomérules sont seuls restés malades, le reste de l'organe ayant récupéré son état normal. D'après M. Bard, elles mériteraient le nom de cicatricielles. Il s'agirait de néphrites se terminant par une régénération imparfaite des épithéliums qui dans ce nouvel état seraient impropres à retenir l'albumine du sang. Ces albuminuries à petites doses, mais indéfinies, ne menacent pas plus l'existence qu'une cicatrice cutanée. Cette démonstration s'appuie sur quelques faits anatomo-pathologiques, mais M. Arnozan exprime l'avis qu'elle a besoin de confirmation. Ces formes d'albuminurie s'observent fréquemment pendant la croissance. Et en effet le jeune organisme qui entre dans la vie est vierge d'intoxication et d'infection. Il n'apporte que le reliquat des toxi-infections ancestrales. Mais il présente une réceptivité très accentuée. D'abord parce qu'il n'est pas immunisé par les atteintes précédentes, puis à cause de la prédominance du tissu lymphatique adénoïde dont les fonctions sont si importantes pour l'édification organique que M. Ranvier le considère comme un véritable tissu de croissance. Or on sait combien les microbes se complaisent dans ce milieu. Il résulte de ce fait que toutes les infections capables de déterminer l'albuminurie sont plus fréquentes à cet âge qu'aux autres périodes de la vie.

Les enfants peuvent donc rester albuminuriques à la suite de la rougeole, de la varicelle, de la grippe, des embarras gastriques fébriles, des amygdalites, et surtout de la scarlatine. On sait que la scarlatine peut se manifester uniquement par l'albuminurie; ces faits sont fréquents dans les agglomérations d'enfants. Dans les écoles quelques enfants peuvent être pris de scarlatine tandis que d'autres ont une néphrite et qu'on découvre de l'albuminurie chez quelques-uns.

Certaines albuminuries de croissance m'ont paru être des albuminuries de scarlatine fruste.

En général ces albuminuries ne sont pas persistantes. Elles disparaissent rapidement sous l'influence du traitement. C'est qu'en effet la période de croissance est celle où les éléments anatomiques sont le signe des mutations nutritives les plus intenses. Si leur affinité d'attraction est plus accentuée pour les substances toxiques qui les imprègnent, ils possèdent également des propriétés expulsives plus grandes et qui facilitent l'action de la nature médicatrice vers la guérison.

Ainsi s'explique que les enfants sont plus frappés que les adultes et guérissent mieux.

Il s'agit d'une loi qui s'applique aussi bien au rein qu'au cœur et aux autres organes. C'est grâce à elle que tous les enfants qui ont des maladies infectieuses, et personne n'y échappe, n'ont pas tous des cardiopathies. Cette propriété si marquée dans les tissus en voie de croissance diminue à mesure que l'on avance dans la vie.

Aussi l'albuminurie, suivant Lécorché et Talamon, devient-elle d'autant plus fréquente qu'on s'éloigne de la période de croissance. Je me suis efforcé d'établir que ce fait résultait de la minéralisation progressive des éléments anatomiques, se traduisant par leur transformation calcaire qui leur donne une vitalité amoindrie.

La conséquence pratique de ces considérations consiste à surveiller avec le plus grand soin l'urine des enfants. Non seulement ils sont plus prédisposés aux maladies infectieuses, mais encore ils sont exposés aux multiples causes d'intoxication résultant du surmenage, de la fatigue, et des substances toxiques alimentaires.

Quand cette albuminurie passe inaperçue, elle peut devenir, n'étant pas traitée, le prélude d'une lésion définitive.

Par contre, dépistée à temps, elle a des chances de guérir d'autant mieux qu'elle a à son service la dynamique de la nutrition actionnée par la croissance et qui est une force favorable pour la guérison.

En terminant cette étude, j'espère, tout en restant sur le terrain de la clinique, avoir démontré que la croissance par elle-même n'est pas une cause d'albuminurie et que par conséquent la dénomination d'albuminurie de croissance doit être rejetée. On ne doit donc jamais se contenter de ce diagnostic. Car il est indispensable pour le traitement d'établir la cause véritable de l'albuminurie. Je me suis efforcé, chemin faisant, de faire ressortir le rôle de la croissance, qui pour être quelquefois prépondérant comme importance, doit cependant toujours être relégué au second plan dans la hiérarchie des facteurs pathogéniques de l'albuminurie.

TABLE DES MATIÈRES

Introduction 3
Préface V

PREMIÈRE PARTIE

Chap. I. — Pathogénie de l'albuminurie 3
1° Altération du sang 5
a. Modifications qualitatives de l'albumine du sérum sanguin 5
b. Modifications quantitatives de l'albumine du sérum 7
c. Modifications des matières albuminoïdes du sang 8
d. Introduction dans le sang de substances étrangères 9
2° Modification des conditions physiques de la filtration 10
Rôle du système nerveux 13
Rôle de la stase urinaire 13
3° Lésions du filtre rénal 14

Chap. II. — Recherche de l'albumine dans l'urine 17
1° Chaleur 20
2° Acide nitrique 22
3° Acide picrique 24
4° Réactif de Tanret 27
5° et 6° Réactifs de Millard et d'Oliver 28

Chap. III. — De l'albuminurie physiologique 34

— IV. — Étiologie générale de l'albuminurie 47

I. — MALADIES GÉNÉRALES.

A. Maladies infectieuses................ 48
a. Maladies infectieuses aiguës..... 49
1° Rougeole.................... 49
2° Scarlatine.................... 49
3° Variole..................... 51
4° Diphtérie.................... 51
b. Maladies infectieuses chroniques. 56
1° Tuberculose.................. 56
2° Syphilis.................... 58
3° Impaludisme................. 58
B. Maladies néoplasiques.............. 58
C. Intoxications...................... 59
D. Maladies de la nutrition............ 60
1° Goutte...................... 60
2° Diabète...................... 60
3° Obésité...................... 61
4° Albuminuries phosphaturiques 62

II. — MALADIES LOCALES.

1° Peau.............................. 63
2° Appareil digestif.................. 64
a. Amygdalites................. 64
b. Dyspepsies.................. 64
c. Intestin.................... 65
d. Foie........................ 65
3° Appareil circulatoire.............. 66
4° Sang.............................. 66
5° Appareil respiratoire.............. 67
6° Appareil urinaire.................. 67
7° Appareil génital.................. 70
8° Système nerveux.................. 71

DEUXIÈME PARTIE

CHAP. I. — Hygiène thérapeutique générale de l'albuminurie............................ 77
Régime lacté........................... 78
1° Propriétés du lait............... 78
2° Régimes lactés.................. 84

CHAP. II. — Hygiène de l'albuminurie liée au mal de Bright 92
Règles à suivre pour établir un régime.. 92

CHAP. III. — Le régime alimentaire........ 99
Du choix des aliments........ 103
Premier régime........ 103
Deuxième régime........ 105
Aliments nuisibles........ 111

CHAP. IV. — Hygiène générale........ 114
A. Vêtements........ 114
B. Hygiène de l'habitation........ 118
C. Hygiène de la peau........ 124
D. Des exercices musculaires........ 131
E. Climats........ 141
F. Eaux minérales........ 151
G. Hygiène cérébrale et morale........ 152
H. Traitement médicamenteux........ 159
Médicaments nuisibles........ 160
Les médicaments qui peuvent être utiles........ 165

CHAP. V. — Hygiène thérapeutique de l'urémique..... 172

TROISIÈME PARTIE

Hygiène thérapeutique spéciale de l'albuminurie dans les maladies.

CHAP. I. — Maladies générales........ 182
A. Maladies infectieuses........ 182
Scarlatine........ 182
Rougeole........ 184
Diphtérie........ 184
Fièvre typhoïde........ 184
Pneumonie........ 186
Rhumatisme articulaire aigu...... 187
Grippe........ 188
B. Maladies infectieuses chroniques.... 189
Tuberculose........ 189
Syphilis........ 192

Impaludisme........................ 194
C. Intoxications........................ 195
Albuminurie cantharidienne....... 195
Intoxication par le tabac.......... 197
Mercure........................ 203
Plomb........................ 205
Alcool........................ 209
D. Maladies de la nutrition............ 211
Goutte........................ 211
Diabète........................ 219
Aliments défendus.......... 223
Aliments permis............ 223
Médicaments........................ 224
Obésité........................ 226
Phosphaturie........................ 230
Chlorose........................ 236

Chap. II. — Albuminuries de causes diverses......... 241

A. Albuminuries liées aux troubles de l'appareil digestif................ 241
B. Albuminuries dans les maladies du cœur........................ 250
C. Albuminuries dans les maladies nerveuses........................ 252
D. Albuminuries dans la grossesse.... 257
E. Albuminuries dans les maladies des voies urinaires.................. 260
F. Albuminuries chez les enfants....... 266
1° Albuminurie des nouveau-nés..... 268
2° Albuminuries héréditaires........ 269
3° Albuminuries toxiques........... 271
4° Albuminurie cyclique des enfants arthritiques.................. 272
5° Albuminurie prétuberculeuse..... 275
6° Albuminuries par aplasie artérielle. 276
7° Albuminurie de la puberté chez les chlorotiques.................. 278
8° Albuminurie dans les fièvres de croissance.................. 279
9° Albuminurie dans le surmenage.. 281
10° Albuminurie phosphaturique..... 283

11° Albuminurie dans la syphilis héréditaire tardive................. 286
12° Albuminurie dans la dégénérescence albuminoïde............. 287
13° Albuminurie chez les enfants adénoïdiens..................... 289
14° Albuminuries résiduales, parcellaires, cicatricielles............ 291

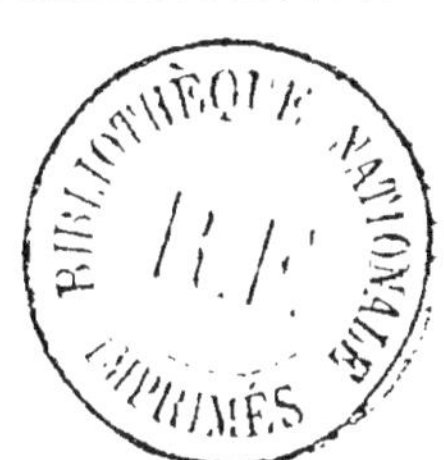

Coulommiers. — Imp. Paul BRODARD. — 247-98.

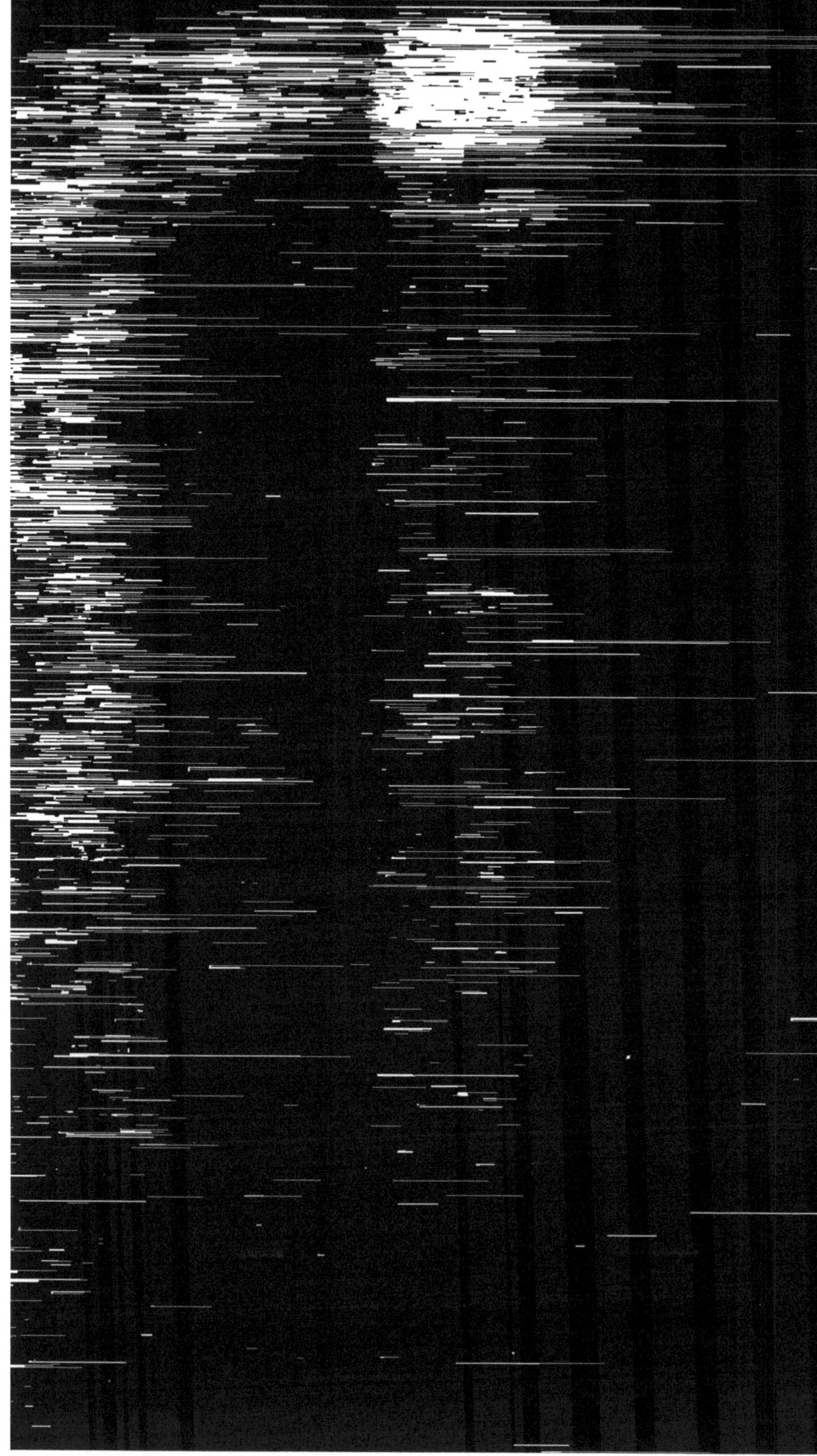

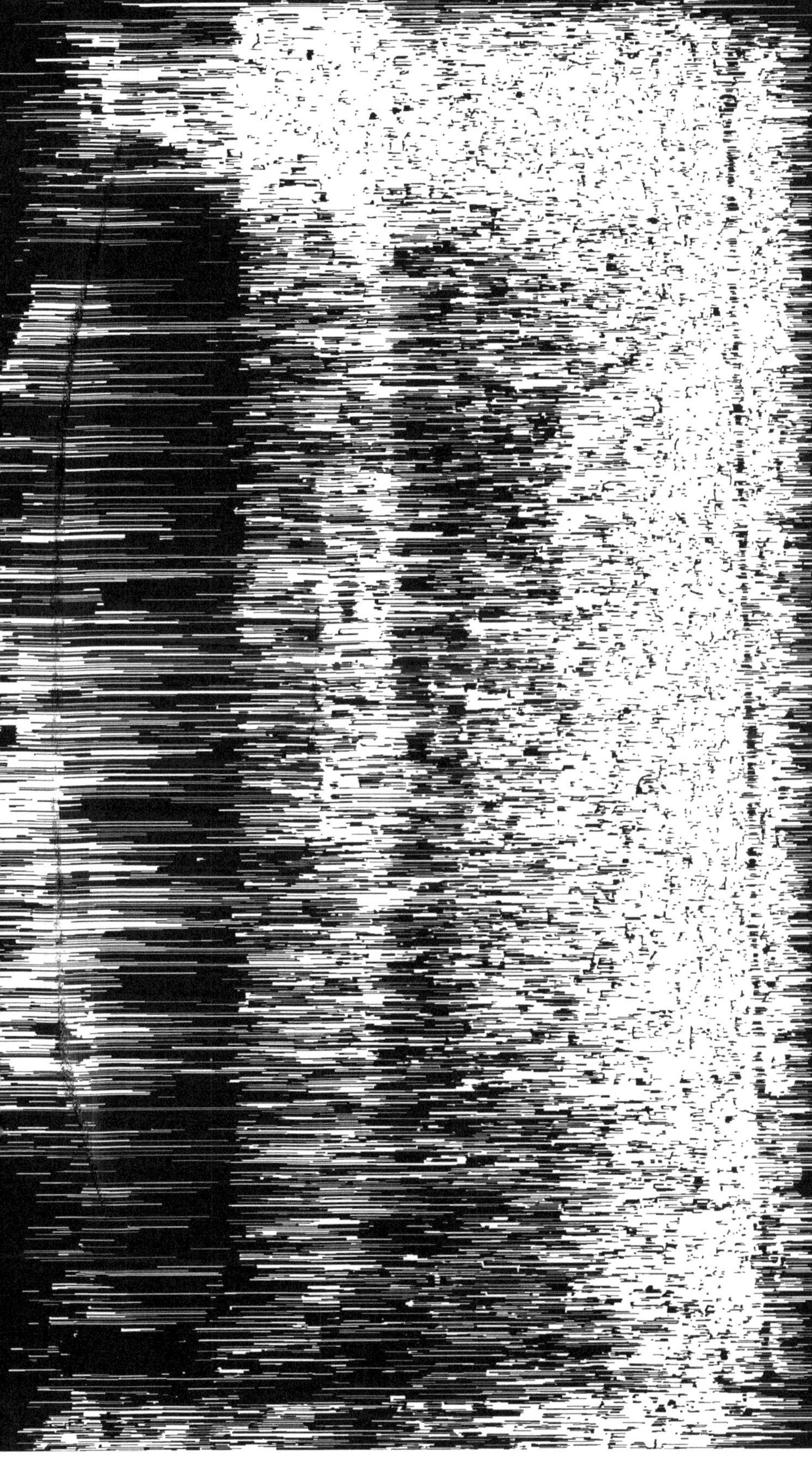

www.ingramcontent.com/pod-product-compliance
Ingram Content Group UK Ltd.
Pitfield, Milton Keynes, MK11 3LW, UK
UKHW020432200726
13857UKWH00002B/386